中医临床必读丛书

幼科发挥

明·万全 著
何永 整理

人民卫生出版社

图书在版编目（CIP）数据

幼科发挥/明·万全著　何永整理. —北京：人民卫生出版社，2006. 6

（中医临床必读丛书）

ISBN 978-7-117-07619-7

Ⅰ. 幼…　Ⅱ. ①万…②何…　Ⅲ. 中医儿科学-中国-明代　Ⅳ. R272

中国版本图书馆 CIP 数据核字(2006)第 044385 号

中医临床必读丛书

幼科发挥

著　　者：明·万全

整　　理：何　永

出版发行：人民卫生出版社（中继线 010-59780011）

地　　址：北京市朝阳区潘家园南里 19 号

邮　　编：100021

E - mail：pmph @ pmph. com

购书热线：010－59787592　010－59787584　010－65264830

印　　刷：北京盛通印刷股份有限公司

经　　销：新华书店

开　　本：850×1168　1/32　　印张：6. 375

字　　数：101 千字

版　　次：2006 年 6 月第 1 版　2025 年 1 月第 1 版第 15 次印刷

标准书号：ISBN 978-7-117-07619-7/R·7620

定　　价：12. 00 元

出版者的话

中医要发展创新，提高临床疗效是必由之路。而提高临床疗效的捷径，就是继承前人宝贵的诊疗理论和丰富的临床经验。古今大凡著名医家，无不是在熟读古籍，继承前人经验的基础上而成为一代宗师的。厚积薄发，由博返约，是读书成才的必然过程。步入21世纪，中医的发展与创新仍然离不开继承，而继承的第一步必须是熟读中医古籍，奠定基础。这好比万丈高楼，筑基必坚；参天大树，扎根必深。

为了在新世纪进一步发展中医，提高中医临床疗效水平，针对目前中医现状，国家中医药管理局启动了"优秀中医临床人才研修项目"。该计划首批精选培养名中医200名左右，期望在新世纪再培养一大批中医临床大家，为我国人民的医疗保健再做贡献。做临床，必读古籍；做名医，更需要熟悉古籍并能灵活应用。为了适应中医临床人才培养计划，我们从"优秀中医临床人才研修项目"必读书目中先期精选了中医各科必读的20种予以整理出版，后51种相继出版发行，《中医临床必读丛书》的出版渐臻完备。本丛书共71种，所选精当，涵盖面广，多为历代医家推崇，尊为必读经典著作，在中医学发展的长河中，占有重要的学术地位。

本次整理突出了以下特点：①力求原文准确，每种医籍均由各科专家遴选精善底本，加以严谨校勘，为读者提供精确的原文。②原则上只收原文，不作校记和注释，旨在使读者在研习之中渐得旨趣，体悟真谛。③每书撰写了导读，介绍该书的作者生平、成书背景、学术特点，及对临床的指导意义以及如何学习运用等内容，提要钩玄，以启迪读者。为便于读者检索，书后附以索引。

期望本丛书的出版，能真正起到读古籍，筑根基，做临床，提疗效的作用，有助于中医临床人才的培养和成长，以推动我国中医药事业的发展与创新。

一、经典著作

《黄帝内经素问》

《灵枢经》

《伤寒论》

《金匮要略》

《温病条辨》

《温热经纬》

二、通用著作

《素问玄机原病式》

《素问病机气宜保命集》

《儒门事亲》

《脾胃论》

《兰室秘藏》

《格致余论》

《丹溪心法》

《景岳全书》

《医贯》

《理虚元鉴》

《慎柔五书》

《医宗金鉴》

《石室秘录》

《杂病源流犀烛》

《类证治裁》

《医林改错》

《血证论》

《本草备要》

《医方集解》

《名医类案》

《医学衷中参西录》

三、各科著作

（一）内科

《金匮钩玄》

《秘传证治要诀及类方》

《医宗必读》

《医学心悟》

《证治汇补》

《医门法律》

《张氏医通》

《张聿青医案》

《临证指南医案》
《症因脉治》
《医学入门》
《医醇賸义》

（二）外科

《外科证治全生集》
《外科发挥》
《疡科心得集》
《外科精义》

（三）妇科

《妇人大全良方》
《女科经纶》
《傅青主女科》
《竹林寺女科秘传》
《济阴纲目》

（四）儿科

《小儿药证直诀》
《活幼心书》
《幼科发挥》
《幼幼集成》

（五）眼科

《秘传眼科龙木论》
《审视瑶函》
《银海精微》
《目经大成》
《眼科金镜》

（六）耳鼻喉科

《重楼玉钥》
《口齿类要》
《喉科秘诀》

（七）针灸科

《针灸甲乙经》
《针灸大成》
《针灸聚英》

（八）骨伤科

《永类钤方》
《仙授理伤续继秘方》
《世医得效方》
《正体类要》
《伤科汇纂》
《厘正按摩要术》

（九）养生

《遵生八笺》
《老老恒言》

人民卫生出版社

2006年5月

序

中医药学是具有中国特色的生命科学，是科学与人文融合得比较好的学科，在人才培养方面，只要遵循中医药学自身发展的规律，只要把中医理论知识的深厚积淀与临床经验的活用有机的结合起来，就能培养出优秀的中医临床人才。

近百余年西学东渐，再加上当今市场经济价值取向的作用，使得一些中医师诊治疾病，常以西药打头阵，中药作陪衬，不论病情是否需要，一概是中药加西药。更有甚者不切脉、不辨证，凡遇炎症均以解毒消炎处理，如此失去了中医理论对诊疗实践的指导，则不可能培养出合格的中医临床人才。对此，中医学界许多有识之士颇感忧虑而痛心疾首。中医中药人才的培养，从国家社会的需求出发，应该在多种模式多个层面展开。当务之急是创造良好的育人环境。要倡导求真求异，学术民主的学风。国家中医药管理局设立了培育名医的研修项目，首先是参师襄诊，拜名师制订好读书计划，因人因材施教，务求实效。论其共性则需重视“悟性”的提高，医理与易理相通，重视易经相关理论的学习；还有文献学、逻辑学，生命科学原理与生物信息学等知识的学习运用。“悟性”主要体现在联系临床，提高思想思考思辨的能力，破解疑难病例获取疗效。再者是熟读一本临证案头书，研修项目精选的书目可以任选，作为读经典医籍研修晋阶保底的基本功。第二是诊疗环境，我建议城市与乡村、医院与诊所、病房与门诊可以兼顾，总以多临证多研讨为主。若参师三五位以上，年诊千例以上，必有上乘学问。第三是求真务实,“读经典做临床”关键在“做”字上苦下功夫,敢于置疑而后验证、诠释进而创新,诠证创新自然寓于继承之中。

中医治学当溯本求源,古为今用,继承是基础,创新是归宿,认真继承中医经典理论与临床诊疗经验,做到中医不能丢,进而才是中医现代化的实施。厚积薄发、厚今薄古为治学常理。所谓勤求古训、融汇新知,即是运用科学的临床思维方法,将理论与实践紧密联系,以显著的疗效、诠释、求证前贤的理论,寓继承之中求创新发展,从理论层面阐发古人前贤之未备,以推进中医学科的进步。

综观古往今来贤哲名医均是熟谙经典,勤于临证,发遑古义,创立新说者。通常所言的“学术思想”应是高层次的成就,是锲而不舍长期坚持“读经典做临床”在取得若干鲜活的诊疗经验的基础上,应是学术闪光点凝聚提炼出的精华。笔者以弘扬中医学学科的学术思想为己任而决不敢言自己有什么学术思想,因为学术思想一定要具备有创新思维与创新成果,当然是在继承为基础上的创新;学术思想必有理论内涵指导临床实践,能以提高防治水平;再者学术思想不应是一病一证一法一方的诊治经验与心得体会。如金元大家刘完素著有《素问玄机原病式》,自述“法之与术,悉出《内经》之玄机”,于刻苦钻研运气学说之后,倡“六气皆从火化”,阐发火热症证脉治,创立脏腑六气病机、玄府气液理论。其学术思想至今仍能指导温热、瘟疫的防治。非典型传染性肺炎(SARS)流行时,运用玄府气液理论分析证候病机,确立治则治法,遣药组方获取疗效,应对突发公共卫生事件造福群众。毋庸置疑刘完素是“读经典做临床”的楷模,而学习历史,凡成中医大家名师者基本如此,即使当今名医具有卓越学术思想者,亦无例外,因为经典医籍所提供的科学原理至今仍是维护健康防治疾病的准则,至今仍葆其青春,因此“读经典做临床”具有重要的现实意义。

值得指出,培养临床中坚骨干人才,造就学科领军人物是当务之急。在需要强化“读经典做临床”的同时,以唯物主义史观学习易经易道易图，与文、史、哲，逻辑学交叉渗透融合，提高“悟性”指导诊疗工作。面对新世纪东学西渐是另一股潮流，国外学者研究老聃、孔丘、朱熹、沈括之学，以应对技术高速发展与理论相对滞后的矛盾日趋突出的现状。譬如老聃是中国宇宙论的开拓者，惠施则注重宇宙中一般事物的观察。他解释宇宙为总包一切之“大一”与极微无内之“小一”构成，大而无外小而无内，大一寓有小一，小一中又涵有大　，两者相兼容而为用。如此见解不仅对中医学术研究具有指导作用，对宏观生物学与分子生物学的链接，纳入到系统复杂科学的领域至关重要。近日有学者撰文讨论自我感受的主观症状对医学的贡献和医师参照的意义；有学者从分子水平寻求直接调节整体功能的物质，而突破靶细胞的发病机制；有医生运用助阳化气，通利小便的方药能同时改善胃肠症状治疗幽门螺杆菌引起的胃炎，还有医生使用中成药治疗老年良性前列腺增生，运用非线性方法，优化观察指标，不把增生前列腺的直径作为惟一的“金”指标，用综合量表评价疗效而获得认许，这就是中医的思维，要坚定地走中国人自己的路。

人民卫生出版社为了落实国家中医药管理局设立的培育名医的研修项目，先从研修项目中精选 20 种古典医籍予以出版，余下 50 余种陆续刊行，为我们学习提供了便利条件，只要我们“博学之，审问之，慎思之，明辩之，笃行之”，就会学有所得、学有所长、学有所进、学有所成。治经典之学要落脚临床，实实在在去“做”，切忌坐而论道，应端正学风，尊重参师，教学相长，使自己成为中医界骨干人才。名医不是自封的，需要同行认可，而社会认可更为重要。让我们互相勉励，为中国中医名医战略实施取得实效多做有益的工作。

王永炎

2005 年 7 月 5 日

导读

《幼科发挥》是一部重要的儿科名著。该书在全面总结汉唐以来的中医儿科理论与实践的基础上，结合作者长期临证经验，对小儿生理病理特征、儿科病证的诊法、儿科五脏辨证论治体系加以完善和提高，丰富和充实了儿科学理论内涵和实践依据，为中医儿科学的进一步发展奠定了基础。其学术内容直到今天仍具有重要的研究和实用价值，是学习中医儿科学的必读之书。

一、《幼科发挥》与作者

万全，字全仁，号密斋（1495～1585），湖北罗田县大河岸人，明代著名医学家。万全三世家传幼科，其祖、其父皆为当地著名儿科医生。万全早年习儒，于经史律历之学造诣尤深。其间又留心家学，兼攻岐黄之术，常代父出诊，施术于乡里，渐有医名。万全屡次乡试未中，30 岁时其父卒世，遂弃仕从医。忧其家学幼科前无作者，后无述者，弗彰弗传，“不明不行”，因而着手整理家传儿科临证经验，先著《育婴家秘》，书成后流传颇广，后有感于《育婴家秘》内容多而庞杂，意不明析，初学者不便掌握，因而又著《幼科发挥》，以“发明《育婴家秘》之遗义”。

据日本宝永刻本《幼科发挥》自序之末题记，本书约成于万历七年（1579），在流传过程中逐渐形成二大传本系统：①二卷本传本系统。主要包括《万密斋医学全书》本、清康熙五十一年忠信堂本、同人本、日本元禄刻本、宝永刻本等。②四卷本传本系统。包括清·康熙五十四年保婴堂本（2 卷）、绮文居本、二思堂本、萃英书局本以及民和书局本等。此二大传本系统主体部分内容基本相同，唯四卷本较之二卷本于卷一起始处增加论文及歌赋 7 篇，卷末增加“汤方”75 首。除卷一所增“小儿正诀指南赋”与《片玉心书》“活幼指南赋”基本相同，卷末“汤方”移自夏鼎《幼科铁镜》外，余篇皆出处不详。

全书分为四卷，首先总述儿科疾病理论、诊法及小儿初生时胎疾、脐风、变蒸、幼疾等疾病，然后以五脏为纲，各自分为主病、兼证、所生病，结合临证实践，详述其辨治方法，并附有医案。书中于小儿生理病理特征、五脏辨证、治则治法论述精当，对《内经》、《难经》、《伤寒论》及唐宋金元医家理论与经验尤有独到发挥，所制治法方药，机圆法活，义理环周，暗合经旨，后世儿科医家多从此书获益良多，奉为临证之圭臬，其学术思想和辨治体系对当今中医儿科仍然具有重要指导意义。

二、《幼科发挥》的学术特点及其对临床的指导意义

《幼科发挥》既是万氏三世幼科学术经验的理论总结，也是应用《内》、《难》、《伤寒》经典理论及各家学说指导临证实践的典范，具有鲜明的学术特点，对儿科临床工作具有重要指导意义。

1. 勤求古训，博采众长，师而不泥

万全家学深厚，勤奋好学，善于学习和继承前人的医学成果，对《内经》、《难经》、《伤寒论》以及唐宋以来诸家医著，均加以仔细研读，博采众家之长，并且结合临证实践进行验证揣摩。《幼科发挥》屡屡引证《内》、《难》、《伤寒》以及唐宋金元诸家之说，剖析病机，制定治法，遣药组方。如《幼科发挥·急慢惊风》云“慢惊风，钱氏云：脾虚则吐泻生风，此脾土散而肝木乘之。……东垣用调元汤加白芍主之。……古方治

慢惊者，如醒脾散、观音散，皆良法也。”万氏常于疑惑难解之处，进行认真引证分析之后，要求读者“博求”众家之书，以帮助领会医理。

万全虽然非常推崇古人医著，但绝不轻信盲从，而是结合自己的临床实践进行认真检验和鉴别，有选择的加以吸收。对于不合医理和实践证明有误的学术观点和治法，敢于提出质疑和修正。万全主张学习古人医著必须和临床实践相结合，不可一味拘泥于古人之说，指出“尽信书，不如无书”。如他一方面多次引用《小儿药证直诀》之言阐释病机指导治疗，另一方面，又提出此书非钱乙亲笔所著，为“出于门人附会之事也”，其中颇多方证不合医理，不适用于临证。其严谨的治学态度，值得学习。

2. 四诊合参，尤重望诊，审证求因

万氏在疾病的诊断过程中强调望、闻、问、切四诊合参，力求全面收集疾病相关信息，以资辨证。认为“望闻问切，医家之大法也”，“儿有小大之不同，病有浅深之各异，观形察色之殊，望闻问切之间，若能详究于斯，可竭神圣工巧矣。”详细说明四诊的内涵和要点，并在临证施治时笃行之，每遇疑难之症，群医束手，万全都能明其病机，辨其预后。

小儿与成人不同，形气未充，脏腑柔弱，智慧未成，有其独特的生理病理特点，因而在四诊运用之时应当有所区别。万氏曰:“小儿方术，号曰哑科。口不能言，脉无所视，唯形色以为凭。”因而特别重视望诊的运用。其在“入门审候歌”、“小儿正诀指南赋”等篇中对望诊的方法进行了系统总结，强调通过对小儿神色、五官、五色、形体、指纹、斑疹、二便的观察，确定病因、病位、病机，判断疾病的预后，经验独到，简便易行，丰富了儿科诊断学的内容。

3. 五脏分证，肝常有余，脾常不足

小儿脏腑辨证始于钱乙，万全在《小儿药证直诀》的基础上，将小儿五脏证治体系逐步发展完备。在本书中以五脏为纲，总述因机治则，病证为目，详述证候治法，于五脏主病、五脏兼证、五脏所生病之下，分列具体病证，提纲挈领，条理清晰，便于学习掌握，切合临床实用。

古代医家关于小儿生理病理特点有“阳常有余，阴常不足”之论，万全从临床实践出发，进一步发展完善了对小儿生理病理特点的理论认识，将其与五脏气血阴阳相结合，提出“肝常有余”，“脾常不足”，“心常有余”，“肺常不足”，“肾常虚”的观点，临床诊疗贯彻始终。万氏尤其重视小儿“肝常有余”和“脾常不足”的特点。他在《幼科发挥·五脏虚实补泻之法》指出:“云肝常有余，脾常不足，此都是本脏之气也，盖肝乃少阳之气，儿之初生，如木方萌，乃少阳生长之气，以渐而壮，故有余也。肠胃脆薄，谷气未充，此脾所以不足也。”本书五脏证治中肝脏之病与脾脏之病约占三分之二篇幅，心、肺、肾主病仅占三分之一，并在胎疾、幼疾、心、肺、肾主病具体证治中多用调肝补脾之法。

4. 机圆法活，治病求本，药食并举

万全治疗小儿诸疾，重视小儿体质特点，本之医理，谨守病机，立法组方，力求药证的对。或同病异治，或异病同治，或上病治下，或肝病治脾，或表里同治，或补泻兼施，皆以辨证为凭，经旨为据，采诸家之长，承家学之教，随症施药，临机而变，故取效如桴鼓之应。如其治小儿慢惊，证属脾虚木乘，风邪内生，虽为风证，治疗却“不用风药”，依据《素问·脏气法时论》“肝苦急，急食甘以缓之，以酸泄之，以辛散之；脾欲缓，急食甘以缓之，以甘补之，以苦泻之”之训，立补脾缓急之法，以调元汤合小建中汤主治。又如“因五邪之气所生病”中所载治泄泻二案，两儿病虽相同，但因发病分别在夏至前后，治法各自不同。万全认为夏至之前，当遵《内经》“用热远热”之训，慎用热药；夏至之后，伏阴在内，其证七分热三分寒，当七分寒药，三分热药。其临证机法之活，医理精研之深，可见一斑。

万全还非常重视小儿的饮食调理。小儿脾常不足，肠胃脆薄，不知饥饱，饥则伤脾，饱则伤胃，“脾胃虚弱，百病蜂起”。他认为“调理脾胃者，医中之王道也，节戒饮食者却病之良方也。”从调理乳母饮食、节制小儿饮食、慎施偏寒偏热之药三个方面贯穿于治未病、治初病、治已病的医疗实践中。

《幼科发挥》除上述学术成就外，在小儿预防保健、创制新方、活用成方、服药方法、外治汤洗等方面，也有很多精辟论述，均对中医儿科临床治疗具有重要的指导作用。篇幅所限，不再一一赘述，读者可通过研读细心体会。

三、如何学习应用《幼科发挥》

1. 认真阅读原文，全面理解文义

《幼科发挥》全书以五脏为纲，统领诸病证治，虽各立篇名，内容却存在密切联系，论一脏之病常与他脏相关，述一证之治兼及他证，以小儿生理病理特点为中心，贯通全篇。只有认真阅读原文，联系上下文义，才能做到全面理解书中含义，正确把握万氏儿科证治的精髓。尤其对于“肝常有余，脾常不足”的指导作用、遣方用药、加减法度应当仔细体会，反复揣摩。同时，由于受作者历史条件的限制，该书在阐述医学理论、药物炮制、服药方法等方面，存在某些牵强附会以及与现代卫生标准、医学结论相背之处，但相对于本书的学术成就而言，瑕不掩瑜。在学习本书时应当采用实事求是的态度，对于书中的内容进行客观的评价，做到全面理解，取其精华，为我所用。对于一时难以理解或所述不确之处，可作出标记，暂时放置，待以后进一步研究体会。

2. 结合临床实践印证，提高临床治疗理论水平

万全曰：“尽信书，不如无书”。学习研究前人著作，必需结合临床实践验证。一方面，通过实践印证前人的学说是否正确，另一方面，通过在理论指导下的实践，加深对书中内容的理解，提高自身的临床工作水平和理论修养。经过验证的理论和方法，

对于指导临床实践均具有重要价值。本书中所论及的胎疾、幼疾、五脏分治、诊断方法、治则治法、专方效方、虚实补泻等内容，都已被历代医家证明能够指导儿科临床治疗，而且从多个方面进行了充实发展，使之更趋完善。因此，今天我们学习《幼科发挥》，应当在实践印证的基础上，加深对中医儿科诊治理论和方法的认识，进一步有所创新，不断推动中医儿科学理论与临床治疗体系的发展，使之更符合现代临床的实际需要。

3. 密切联系中医经典，参考儿科专书

本书字数虽然不多，所征引之书多达数十种，特别是对于《内经》、《难经》、《伤寒》等中医经典著作，作者更是奉为医学至理，论病证、审病因、察病机、定治法、遣方药无不以之为据。行文之中，结合临证经验，于经典要义，颇多发挥。学习本书时，一定要注意密切联系中医经典著作中相关内容，全面理解本书含义，同时也有助于促进中医经典的学习，提高中医理论水平。

《幼科发挥》是中医儿科学的承前启后之作，其学术内容既总结和发展了先贤理论，又启发和指导着后世中医儿科学的完善。阅读本书时注意参考先贤、后世及万全本人的儿科著作，如《小儿药证直诀》、《育婴家秘》、《片玉心书》、《保婴撮要》、《幼科铁镜》、《幼幼集成》等。通过比较参照，全面把握万氏幼科精义，深刻认识本书在临床工作中的研究价值和指导价值。

何 永

2006 年 4 月

整理说明

《幼科发挥》全书共分 4 卷，首先总述儿科疾病理论、诊法及小儿初生时胎疾、脐风、变蒸、幼疾等疾病，然后以五脏为纲，各自分为主病、兼证、所生病，结合临证实践，详述其辨治方法。书中于小儿生理病理特征、五脏辨证、治则治法所述甚精，对《内经》、《难经》、《伤寒论》及唐宋金元医家理论与经验的发挥尤为独到，所制治法方药，机圆法活，义理环周，暗合经旨，后世儿科医家多从此书获益良多，其学术思想和辨治体系对当今中医儿科仍然具有重要指导意义。本书为万全晚年所著，虽为补充发明《育婴家秘》而作，但其因机证治浑然一体，儿科理论自成体系，学术成就和学术影响已超出前者。

据日本本《幼科发挥》自序之末题记，本书约成于万历七年，根据其内容及分卷情况，可分为二大传本系统：①二卷本传本系统。主要包括《万密斋医学全书》本、清康熙五十一年视履堂本、同人本、日本元禄刻本、宝永刻本等。②四卷本传本系统。包括清·康熙五十四年保婴堂本（2 卷）、绮文居本、二思堂本、萃英书局本以及民和书局本等。此二大传本系统虽分卷不同，但主体内容基本相同，唯四卷本较之二卷本于卷一起始处增加论文及歌赋 7 篇，卷末增加“汤方”75 首。除卷一所增“小儿正诀指南赋”与《片玉心书》“活幼指南赋”基本相同，卷末“汤方”移自清·夏鼎《幼科铁镜》外，余篇皆出处不详。因本书在流传过程中，经历代辗转翻刻，以致衍倒脱讹，文失其真，虽经多次校勘研究，仍然存在诸多问题，以致给阅读理解本书带来一定困难。因此，本着严肃认真、有错必纠的原则，重新对该书进行整理，选用本书现存最早增订本清·康熙五十四年保婴堂本为底本，参考清康熙五十一年视履堂本、绮文居本1937年医界春秋社影印本、人民卫生出版社1957年铅印本、湖北科学技术出版社1986年铅印本以及相关著作加以整理。校勘按对校、本校、他校、理校四法进行。全书仍分为4卷，各卷内容界定依据绮文居本。

凡底本原文中的明显错别字，予以径改。

凡底本原文与校本互异，显系底本讹脱衍倒者，予以径改；若难以确定是非或两义均通者，则不改底本原文。

对书中异体字、繁简字、俗写字，通假字一律以现代规范简体字律齐。

对古今字，凡能明确其含义者，如藏与脏、府与腑等，均以今字律齐。

本次整理对字词、文句未作注释，读者可参考相关工具书。

书后附方剂索引，便于读者查阅。

本次整理旨在通过校勘，最大限度修正现存各版本之讹误，为中医工作者、学习者、爱好者提供可靠的学习资料。由于本人水平所限，不足之处在所难免，敬祈同行专家示教。

叙万氏幼科源流

粤自先祖杏坡翁，豫章人，以幼科鸣，第一世，蚤卒。先考菊轩翁，孤，继其志而述之。成化庚子客于罗，娶先妣陈氏，生不肖，乃家焉，其术大行，远近闻而诵之万氏小儿科云，为二世。罗有巨儒张玉泉、胡柳溪，讲明律历史纲之学，翁知全可教，命从游于夫子之门而学焉，颇得其传。翁卒矣，顾其幼科之不明不行也。前无作者，虽美弗彰；后无述者，虽盛弗传，不肖之责也。故予暇日，自求家世相传之绪，散失者集之，缺略者补之，繁芜者删之，错误者订之。书成，名《育婴家秘》，以遗子孙，为三世。惜乎有子十人，未有能而行之者。其书已流传于荆、襄、闽、洛、吴、越之间，莫不曰此万氏家传小儿科也，余切念之。治病者法也，主治者意也。择法而不精，徒法也；语意而不详，徒意也。法愈烦而意无补于世，不如无书。又著《幼科发挥》以明之者，发明《育婴家秘》之遗意也。吾不明，后世君子必有明之者。不与诸子，恐其不能明、不能行，万氏之泽未及四世而斩矣；与门人者，苟能如尹公他得、庾公之斯而教之，则授受得人，夫子之道不坠。若陈相，虽周、孔之道，亦失其传也。诸贤勖之哉。

万历己卯夏至日自书味玄精舍密斋识

李之用幼科发挥序

造化大慈也，有所授之。于焉有晰于其微，而身皆传之者，是帝之力臣，而轩歧氏嗣响也，慈父母涂阱陷设夏威顾乃于意实嗜好而犊之，有形无形之别也。无形而汩天和，即慈父母之怀，犹然灾疹之区，矧乎寒热燥湿之微茫，而又以的为招乎，或者谓彭殇有主，方书之奇也，鲊龙之代甘脆也，则参、术、芎、苓当不与山青并烂，其半为造物所蠹者，天与人不并至也，而不见夫蓬蓬者乎。塞向有方，指而胜之，蹭而胜之，南北海而蹢躅犹有及也，而不见乎豫章之木乎。邓林之腴，青阳之德，然必七年，而后可觉，方芽而斫是寻，其尽也斯须，奈何养赤子者，爱于一指一蹭，斧斫而还自贼也。其忽锱铢，其雠什百，早觉者反是。操寸帙而攻万瘥，代冥冥力，故耳目递贵于方舆之内，所谓朝宓轩而参元宰者，万氏于此道至焉哉。广嗣者弓禤皇皇焉，而几得之，已痘者胗治皇皇焉，而几得之，其危而不可必者，屡屡也。斯书成人之命，所必欲得者，无不得之于万氏，则非鲊龙之诡，而甘脆之可递尝也，手授其徒，命曰家秘，不佞奄有赤子之邦，不以广而传之，是蔽造化之大慈，而不能得之于万氏者，无以得之于天矣，不佞又不以归万氏，而归之冥冥有神授之者也，庶几附于如保之意。

万历己亥春三月上巳中宪大夫黄冈李之用书

市邨专阁新刊幼科发挥跋

幼科之为书也，固多矣。而求其详者，有刘氏之《幼幼新书》，寇氏之《全幼心鉴》，薛氏之《保婴全书》，王氏之《幼科准绳》，世既取于此者亦不为少矣。如万氏之《幼科发挥》，举其论也不烦，立其方也不繁，而发前哲之未发，以喻后学之谬迷，且悉其所经验，而始不舐古人之涎者也。溯诸古而无不合者，试诸今而无不效者，实小方脉家之秘宝也。至于痘疹之方论，则虽曰别有《痘疹心要》，予未及见之。又有《世医心法》，近行于世，最为精详矣。但《发挥》之书，世希藏之者，予家偶得其本而爱之。然不敢自专，而欲公诸世。昔年既谋于剞劂氏，剞劂氏请加之训点。予之固陋，读之犹不易，况其为书，传写疏错，而鱼鲁豕亥之误不遑正之。遍求异本，犹未得其精者，鄙意深忧之。姑以臆度，正其可决者而改之，揭其可疑者而标之。予舅兄吉田庆喆子为之校正，审予之所未尽，而犹恐有失遗焉。

如第二序（按：指李之用序），则其文尤艰涩，请之博览之士而求训点，然犹有未可解者。至其脱文，则不能如之何，尤可惜焉。点成而授之。鸣呼！工师得大木，而匠人斫而小之者，予今殆似矣。深恐使万氏泣于九泉之下也。幸后之君子，求好本而是正之，则可救予误人之罪。遂叙其所为以俟焉。

元禄八年岁次乙亥七月专阉市村元感跋

柳川了长题重订幼科发挥后

《幼科发挥》者，罗田万氏所著，而实哑科者流之珍珠囊也。往季吾友邨专庵、田庆喆两兄，命诸梓而以公其传。然其书，久值蛀蠹之残而颇多帝虎之谬，两兄深忧焉。不佞顷日幸索明版之原本，审考订之，稍复其正。于是再嘱工而鼎镌之，以续两兄之志也。遍加重订之字，是亦万氏之心也乎。

时维宝永乙酉仲春日洛下处医玄

玄子柳川了长自书于朴庵

郑玫重刊幼科发挥序

余分符三水，携眷自闽来，幼子善病，邑中无良医。闻佛山有山左龚天锡精歧黄，亟延至署，服其药而愈。询其方，则罗田万密斋所著《幼科发挥》也。己丑冬杪，天锡年老，将旋山左，念三水无良医，授余密斋所著书，并为长男翥讲解。天锡之意良厚矣！

嗣是署中幼子有病，按方治之辄愈。因念穷乡僻县，儿童病者何限，不得良医，往往误药以致夭札。诚得是书而疗人疾，按症检方，观其寒热虚实，而施温凉补泻之剂，有不应手而愈者乎！则凡业幼科者，不可不精习此书，以保全赤子。而穷乡僻县，亦宜家藏一卷，以备缓急之用。古人云：中流失船，一壶千金。斯言也，其是书之谓乎。遂命梓人，登木传于世。

康熙乙未孟夏知三水县事龙岩郑玫题

目录

幼科发挥卷之一

形气发微论

大哉医乎，其来远矣。粤自混沌既判，鸿荒始分。太阳之轻清者，以气而上浮为天；太阴之重浊者，以形而下凝为地。天确然而位乎上，地焕然而位乎下。于是阳之精者为日，东升而西坠；阴之精者为月，夜见而昼隐。两仪立矣，二曜行焉。于是玄气凝空，水始生也；赤气炫空，火始生也；苍气浮空，木始生也；素气横空，金始生也；黄气际空，土始生也。五行备，万物生，三才之道著矣。是以人之生也，禀天地之阴阳，假父母之精血，交感凝结，以为胞胎也。乾道成男，坤道成女，始自襁褓，以到龆龄，迨其成童，与夫壮年，岂易然哉。故一月之原，有白露之称；二月之胚，有干桃花之譬；及其三月，则先生右肾而为男，阴包阳也，先生左肾而为女，阳包阴也。其次肾生脾，脾生肝，肝生肺，肺生心，以生其胜己者。肾属水，故五脏由是为阴。其次心生小肠，小肠生大肠，大肠生胆，胆生胃，胃生膀胱，膀胱生三焦，以生其己胜者。小肠属火，六腑由是为阳。其次三焦生八脉，八脉生十二经，十二经生十二络，十二络生一百八十丝络，一百八十丝络生一百八十缠络，一百八十缠络生三万四千经络，三万四千经络生三百六十五骨节，三百六十五骨节生三百六十五大穴，三百六十五大穴生八万四千毛窍，则耳、目、口、鼻、四肢、百骸之身皆备矣。所谓四月形像具，五月筋骨成，六月毛发生，七月则游其魂，儿能动其左手，八月游其魄，儿能动其右手，九月三转身，十月满足母子分。其中有延月生者，必生贵子；不足日月生者，必生贫贱之人。诞生之后，有变蒸之热，长其精神，壮其筋骨，生其意志。变蒸已毕，一岁期焉，齿生发长，神志有异于前也。故曰，齿者肾之余也，爪者筋之余也，神者气之余也。吁！人身之难得也如此哉。方其幼也，有如水面之泡，草头之露，气血未定，易寒易热，肠胃软脆，易饥易饱，为母者调摄不得其宜，必不免吐泻惊疳之病矣。及其长也，嗜欲既开，不能修养，是以六气逆侵于其外，七情交战于其中，百忧累其心，万事劳其神，一融之气，安能无病焉。小儿之疮疹，大人之伤寒，尤其甚也。是故圣人不治已病治未病，不治已乱治未乱，大病已成而后药之，乱已成而后治之，亦犹渴而穿井，斗而铸兵，不亦晚乎。

原　病　论

夫小儿者，幼科也。初生曰婴儿，三岁曰小儿，十岁曰童子。儿有大小之不同，病有浅深之各异，观形察色之殊，望闻问切之间，若能详究于斯，可竭神圣工巧者矣。盖望者，鉴貌辨其色也。假如面部，左腮属肝，右腮属肺，额属心，鼻属脾，颧属肾。肝病则面青，肺病则面白，心病则面赤，脾病则面黄，肾病则面黑，是乃望而知之也。闻者，听声知其证也。假如肝病则声悲，肺病则声促，心病则声雄，脾病则声缓，肾病则声沉，此属于脏；又大肠病则声长，小肠病则声短，胃病则声速，胆病则声清，膀胱病则声微，此属于腑，是乃闻而知之也。问者，问病究其原也。假如好食酸则肝病，好食辛则肺病，好食苦则心病，好食甘则脾病，好食盐则肾病，好食热则内寒，好食冷则内热，是乃问而知之也。切者，切脉察其病也。假如小儿三岁以下有病，须看男左女右手虎口三关，从第二指侧，第一节名风关，二节名气关，三节名命关。辨其纹色，紫者属热，红者属寒，青者惊风，白者疳病，黑者中恶，黄者脾之困也。实见红紫可治，黑色则危矣。若见于风关为轻，气关为重，过于命关，则难治矣。至三岁已上，乃以一指按寸、关、尺三部，常以沉实七至为率，添则为热，减则为寒，浮洪风盛，数则多惊，沉迟为虚，沉实为积，是乃切而知之也。大抵小儿之病，大半胎毒，而小半伤食也，其外感风寒之疾十一而已。盖小儿之在胎也，母饥亦饥，母饱亦饱，辛辣适口，胎气随热，情欲无节，或喜怒不常，皆能令其子受患。其为母者，胎前既不能谨节，产后尤不能调护，是以唯务姑息，不能防微杜渐，或未满百晬，而遂与酸咸之味，或未及周岁，而辄与肥甘之物，百病由是而生焉。且小儿脾胃，本自娇嫩，易于伤积。乳食伤胃，则为呕吐；乳食伤脾，则为泄泻；吐泻既久，则变缓惊，或为疳病。乳食停积，则生湿痰，痰则生火，痰火变作，则为急惊，或成喉痹。痰火结滞，或成痛吊，或为喘嗽。又如胎寒者，禀受有病也；脐风撮口者，胎元有病也；鹅口口疮者，胃中有湿热也；重舌木舌者，脾经有实火也；走马牙疳者，气虚湿热也；爱吃泥土者，脾藏生疳也；胎惊夜啼者，邪热乘心也；变蒸发热者，胎毒将散也。丹毒者，火行于外也；蕴热者，火积于中也；中恶者，外邪乘也；睡惊者，内火动也；喉痹者，热毒也；眼痛者，火盛也；脓耳者，肾气上冲也；鼻寒者，风邪在胃也；头疮者，热毒攻也；脐疮者，风湿中也；尾骨痛者，阴虚痰也；诸虫痛者，胃气腐也；阴肿疝气者，寒所郁也；盘肠气者，冷所搏也；脱肛者，大肠虚滑也；遗溺者，膀胱冷弱也；尿浊者，湿滞脾胃也；便血者，热传心肺也；下淋者，膀胱郁热也；吐血者，荣卫气逆也；小便不通者，有阴有阳也；大便闭结者，有虚有实也；解颅鹤膝者，胎元不全也；行迟发迟者，气血不充也；龟胸者，肺热胀满也；龟背者，邪风入脊也；语迟者，邪乘心也；齿迟者，肾不足也；疟者，膈上痰结也；痢者，腹中食积也；咳嗽者，肺伤风也；喘急者，痰气盛也；心痛者，虫所啮也；腹痛者，食所伤也。内伤发热，则口苦舌干也；外感发热，则鼻塞声重也。腹胀者，脾胃虚弱也；水肿者，土虚火旺也；黄疸者，脾胃湿热也；斑疹者，阴阳毒气也；自汗者，气虚也；积者有常所，有形之血也，聚者无定位，无形之气也。胃者主纳受，脾者主运化。脾胃壮实，四肢安宁；脾胃虚弱，百病蜂起。故调理脾胃者，医中之王道也；节戒饮食者，却病之良方也。惊疳积热者，小儿之常病也。望闻问切，医家之大法也。若夫疗病用药，如箭中鹄心，则又可以心悟，而不可以言传也。孟子曰：梓匠轮舆，能与人规矩，不能使人巧。斯言得之矣。

入门审候歌

观形察色辨因由，阴弱阳强法硬柔。
若是伤寒双足冷，要知有热肚皮求。
鼻冷便知是疮疹，耳冷应知风热证。
浑身是热是风寒，上热下冷伤食病。

观面部五脏形歌

心经有冷目无光，面赤须知热病当，
赤在山根惊四足，积看虚空起阴阳。
肝经有冷面微青，有热眉胞赤又临，
发际白言惊风入，食仓黄是积果深。
脾冷应知面色黄，三阳有白热为殃，
青居发际生惊候，唇口皆黄是积伤。
肺经面白冷为由，热赤人中及嘴头，
青在山根惊四足，热居发际积为仇。
面黑应知肾肠寒，食仓红是热须看，
风门黄可言风入，面目微沉于两颧。

观面部五色歌

面赤为风热，面青惊可详，
心肝形见此，脉症辨温凉，

脾怯黄疳积，虚寒晄白光，
若逢生黑气，肾败命须亡。

三关脉纹变见歌

鱼刺惊风证莫疑，气关疳病热相随，命关见此为难治，此是肝家传到脾。初节悬针生泻利，气关脉热更堪疑，三关直透黄泉近，此症须知是慢脾。

水字生惊肺受风，气关鸣嗽积痰攻，医人仔细辨虚实，出命惊疳火症凶。

乙字惊风肝肺随，气关形见发无时，此形若直命关上，不久相将作慢脾。

曲虫为候主生疳，若见气关积秽肝，直到命关为不治，须知心脏已传肝。

双环肝脏受疳深，入胃气关吐逆临，若是命关为死候，枉候医人免劳心。

流珠形见死来侵，面上如斯亦不生，纵有神丹不可救，医人仔细更叮咛。

小儿正诀指南赋

小儿方术，号曰哑科。口不能言，脉无所视，唯形色以为凭，竭心思而施治。故善养子者，似养龙以调护；不善养子者，如舐犊之爱惜。爱之愈深，害之愈切。乍头温而足冷，忽多啼而叫乱。差之毫厘，失之千里。此无脉之风门，以补造化之不及。肠胃脆薄兮，饮食易伤；筋骨柔弱兮，风寒易袭。父母何知，看承太重。重棉厚袄，反助阳以耗阴；流歠放饭，总败脾而损胃。闻异声，见异物，失以提防；深其居，简其出，过于周密。未期而行立兮，喜其长成；无事而喜笑兮，谓之聪明。一旦病生，而人心戚，不信医而信巫，不求药而求鬼，此人事之不修，谓天命之如此。欲观气色，先分部位。左颊青龙属肝，右颊白虎属肺，天庭高而离阳心火，地阁低而坎阴肾火，鼻在中而脾土为通气。观乎色之所见，知乎病之所起。又况脾应乎唇，肺通乎鼻，舌乃心苗，泪为肝液，胃流注于双颐，肾开窍于两耳。爪则筋之余，而脾为之运；发乃血之余，而肾为之主。脾司手足，肾运齿牙。苟五脏之或衰，即所属之先毙。凡观乎外，必知其内。红气现而热蒸，青色露而惊悸。如煤之黑兮，中恶之因；似橘之黄兮，脾虚之谓。白乃疳劳，紫为热极。青遮口角难医，黑掩太阳不治。年寿赤光，多生脓血；山根青黑，频见灾危。虽察色以知乌，岂按图而索骥。朱雀贯于双瞳，火入水乡；青龙达于四白，肝乘肺位。泻痢而带阳须防，咳嗽而拖蓝可忌。疼痛方殷，常面青而唇撮；惊风欲发，先颜赤而目直。火光焰焰，外感风寒；金气浮浮，中脏癖积。乍黄乍白兮，疳热连绵；又赤又青兮，风邪紧急。察之若精，治之得理。鸦声鱼口，枉费精神；肉折皮干，空劳心力。气色改移，形容变易。气乏兮囟门成坑，血衰兮头毛作穗。眼生眵泪兮，肝风眛目；口流痰涎兮，脾冷滞积。面目虚浮，定腹膨而气喘；眉毛频蹙，则肚痛以多啼。蛔出兮脾胃将败，鳖疮兮肝脏先亏。苟瞑眩而弗瘳，纵神仙而何益。手如数物，肝风将发，面若涂朱，心火以炽。坐卧欲冷兮，烦热之攻；伸缩就暖兮，风寒之畏。肚大脚细，脾欲困而成疳；眼瞪口张，热已危而必毙。弄舌脾热，解颅肾惫。重舌木舌，虚热积于心脾；哽气喘气，实火浮于脾肺。龈宣臭露，必是牙疳，哺露丁奚，多缘食积。唇干作渴，肠鸣自利。夜啼分为四证，变蒸周于一年。心热欲言而不能，脾虚无时而好睡。病后失音肾怯，咳嗽失音肺病。肚痛而清水流出者虫，腹痛而大便酸臭者积。口频撮而肝虚，舌长伸而火炽。龟背兮，肾风入于骨髓；龟胸兮，肺火胀于胸膈。鼻干黑燥，火盛金衰；肚大青筋，木强土坏。丹瘤疮疥，皆胎毒之流连；吐泻疟痢，乃食积之沾滞。不能吮乳者，热在心脾；常欲俯卧者，热蒸肠胃。喜观灯火，烦热在心；爱吃泥土，疳热在脾。腹痛寒侵，口疮热积。脐风忌一腊，火丹畏一周。惊自热来，痫因痰至。吐泻而精神耗散则危，疟痢而饮食减少必瘁。惊本心生，风因肝致；搐分左右，证有顺逆；药分补泻，病有虚实。急惊者，由于积热之深，凉泻便宜。慢惊者，得于大病之后，温补为贵。头摇目窜而气喘兮，上士莫医；口噤鼻张而足冷兮，灵丹何济。闭目兮无魂，狂叫兮多祟。不知吞吐者死，反加闷乱者危。既明证候，须知调理。胎毒兮，甘草黄连；食积兮，白术枳壳。急惊搐掣，以导赤泻青；慢惊瘈疭，以补中益气。集圣治疳，备急去积。抱龙丸化痰镇惊，胃苓丸补中开胃。夜啼兮退热清心，哺热兮养血升提。理中主泻，香连止痢。积热不除，凉惊丸大有神功；沉寒难瘳，养脾丸最为秘密。痰火攻兮三黄丸，水谷下兮一粒丹。柴芩治疟，月蝉消痞，潮热金花，咳嗽玉液，疮疥胡麻，丹瘤凉膈。吐泻而渴兮，白术可投；烦热而渴兮，益元为最。丹疹兮消毒，腹痛兮脾积。鼻衄咳血茅花，木舌重舌针刺。口疮不愈者洗心，腹胀不食者平胃。五拗治喘，四苓利水。退黄消肿，胃苓加减以堪行；破积安虫，集圣从容而可治。大抵小儿易为虚实，调理但取其平，补泻无过其剂。尤忌巴牛，勿多金石。辛热走气以耗阴，苦寒败脾而损胃。如逢食积，解之不可或迟；若过虚羸，补之尤为至急。才少俄言，便成劳瘵。

胎　疾

小儿初生至周岁有疾者，皆为胎疾。

气，阳也；血，阴也。人之有生，受气于父，阳之变也，成形于母，阴之合也，阴阳变合而成其身。身之中形脏四：头面一也，耳、目、口、鼻二也，手足三也，皮肉筋骨四也。神脏五：心藏神，肝藏魂，脾藏意，肺藏魄，肾藏志是也。凡九脏者，皆父母一体而分者也。形拘于一偏，而不能相通者，阴之静也；神随感而动者，阳之动也。儿之初生，只是一块血肉耳，虽有形而无所用，虽有五脏而无其神，犹空脏也。至于变蒸之后，皮肉筋骨以渐而坚，声色臭味以渐而加，志意智慧以渐而发，知觉运动而始成童。此天地生物之心，至诚不息。

有因父母禀受所生者，胎弱、胎毒是也。

胎弱者，禀受于气之不足也。子于父母一体而分。如受肺之气为皮毛，肺气不足，则皮脆薄怯寒，毛发不生；受心之气为血脉，心气不足，则血不华色，面无光彩；受脾之气为肉，脾气不足，则肌肉不生，手足如削；受肝之气为筋，肝气不足，则筋不束骨，机关不利；受肾之气为骨，肾气不足，则骨软。此胎禀之病，当随其脏气求之。肝肾心气不足，宜六味地黄丸主之。

脾肺不足者，宜参苓白术丸主之。子之羸弱，皆父母精血之弱也。所谓父强母弱，生女必羸，父弱母强，生男必弱者是也。故儿有头破颅解，神慢气少，项软头倾，手足痿弱，齿生不齐，发生不黑，行走坐立，要人扶掖，皆胎禀不足也，并宜六味地黄丸主之。

胎毒者，精血中之火毒，即命门相火之毒。命门者，男子以藏精，女子以系胞也。观东垣红瘤之论，丹溪胎毒之论，治法可见矣。古方有解毒之方，如黄连甘草法，又有育婴解毒延龄丹，皆良方也。予新立一方，用丹溪三补丸方，芩、连、柏，半生用，半酒炒，甘草半生半炙，各等分，为末，雪水丸麻子大，朱砂、雄黄为衣，名曰生熟解毒丸，小儿日与服之佳。

有胎毒所生者，如虫疥流丹，浸淫湿疮，痈疖结核，重舌木舌，鹅口口疮，与夫胎热、胎寒、胎黄、胎惊之类。儿之初生，有病多属胎毒，如一腊之脐风，百晬之痰嗽，难医。恰半岁而真搐者凶，未一周而流丹者死是也。况初生之儿，肠胃薄小，血气未充，药石则难进也。荣卫微弱，筋脉未实，针灸则难用也。业幼科者，慎勿忽诸。

一小儿丹发于脸，眼中红肿，手不可近，三日死。

一小儿生下一月后，遍身虫疥，浸淫湿烂，其皮如脱，日夜啼。忽一日其疮尽隐，发搐而死。

或问：胎禀不足之证，得于父母有生之初，如何医得？予曰：诸器破损者，尚可补之，岂谓胎弱者不可补之乎！贵得其要也。夫男女之生，受气于父，成形于母。故父母强者，生子亦强；父母弱者，生子亦弱。所以肥瘦、长短、大小、妍媸，皆肖父母也。儿受父母之精血以生，凡五脏不足者，古人用生地黄丸主之。或曰：五脏不足而先专补肾，何也？曰：太极初分，天一生水，精血妙合，先生两肾。肾者，五脏之根本也。经云：植木者必培其根，此之谓也。

或问胎毒之说。予曰：先贤论之详矣。盖人生而静，天之性也；感物而动，胎之欲也，欲者火也。故思虑之妄，火生于心；恚怒之发，火生于肝；悲哀之过，火起于肺；酒肉之餍，火起于脾；淫佚之纵，火起于肾。五欲之火，隐于母血之中，即是毒也。男女交媾，精气凝结，毒亦附焉，此胎毒之原也。如谓儿在母腹，饥则食母之血，渴则饮母之血，及其破胎而出，口有余血，拭之不净，咽下腹中，是名胎毒。斯言也，一人倡之，百人和之，未有辩之者，此书之不可尽信也。胚胎资始，父精所生；身体资生，母血所养。是水珠露花，男女渐分，毫发筋骨，形象斯具，诞弥厥月，气足形全，乃破胎而生矣。初在母腹之时，如鸟之雏，伏于卵壳之中，何所饮食耶？口内之血，乃母临产，恶露渍于口中，未必是母腹中所衔之血也。既云咽下腹中，则入于大肠，从大便出矣，安得留在命门，待时而发耶？详见《痘疹心要》。

一儿颈细，其父常问于予，可养何如？予曰：颈者头之茎也，颈细则不能任元，在父母调养之，八岁后再议。至五岁死。

一儿解颅，未一岁认字念书，父母甚爱之。予曰：此儿胎禀不足，肾虚颅解，真阳弱矣；聪慧早发，真阳泄矣，恐遗父母忧。未一岁而发搐死。

一儿周岁后多笑。予曰：此儿难养。父问其故。予曰：肾为水，心为火，水阴火阳，阴常不足，阳常有余。笑者，火之声也，水不胜火，故知难养。父曰：诸儿笑者，皆不可养乎？予曰：待人引之而笑者，此有情也；见人自笑者，此无情也。后以疮痘死。

一儿头缝四破，皮光而急，两眼甚小。予曰：脑者髓之海也。肾主骨，髓中有伏火，故髓热而头破，额颅大而眼楞小也。宜服地黄丸。父母不信，至十四岁而死。

一儿一日发搐，五日不醒，药石难入。予针其三里、合谷、人中而醒。父母喜曰：吾儿未出痘疹，愿结拜为父，乞调养之。予曰：曩用针时，针下无气，此禀赋不足也。如调理数年后出痘疹，可保无事，若在近年不敢许。次年，果以痘疹死。

一儿四岁出痘时，颈软头倾，不能自举。予谓其父曰：此儿胎禀不足，疮毒正发，壮火食气，亟补元气，使痘易发易靥，幸而保全，再补其阴，不然，恐难出二八数也。乃大作调元汤，连进之，获安。

有三因所生之者：衣太厚则热，太薄则冷，冷热之伤，此外因也；乳多则饱，乳少则饥，饥饱之伤，此内因也；客忤中恶，坠仆折伤，此不内不外因也。若顺乎天时，适其寒温，则不伤冷伤热矣。慎择乳母，节其饮食，则不伤饥饱。调护之谨，爱惜之深，必无纵弛之失矣。慎勿使庸医妄用汤丸，误儿性命。

脐　　风

治未病

脐在两肾之间，任、冲、督脉之所系也。儿之初生，断脐护脐，不可不慎。故断脐之时，隔衣咬断者，上也；以火燎而断之，次也；以剪断之，以火烙之，又其次也。护脐之法，脐既断矣，用软布缠裹，待干自落，勿使犯去也。三朝洗儿，当护其脐，勿使水渍入也。脐落之后，当换抱裙，勿使尿湿浸及脐中也。如此调护，则无脐风之病。所谓上工治未病，十得十全也。

治初病

儿生旬日之内，脐风为恶病也。凡觉小儿喷嚏多啼，此脐风欲发之候，急抱小儿向明亮处，审视口中上腭，有泡如珠如米，或聚或散，此病根也。其色白者，初起也；黄者，久也。可用银挖耳，轻手刮出，煎甘草薄荷汤拭洗之，预取桑白皮汁涂之。自此日日视之，有即去之，不可因循，以贻后祸。所谓中工治初病，十全六七也。

治已病

不知保护于未病之先，不知调护于初病之日，其泡子落入腹中，变为三证：一曰撮口，二曰噤风，三曰锁肚，证虽不同，皆脐风也。

撮口证　儿多啼，口频撮者，此脐腹痛也。可用雄黄解毒丸，加乳香、没药各五分，丸如黍米大。每服五丸，竹沥生姜自然汁送下。利去恶涎良。外用蕲艾炒熟杵烂，护其脐，频换，使暖温之气不绝也。不乳者不治。

噤风证　牙关紧急，不能吮乳，啼声不出，发搐者，不治。

锁肚证　脐突青肿，肚腹胀大，青筋浮露，大便涩不通者，不治。

或问：脐风三证，古人有方，何谓不治？予曰：一腊之内，谓初生八日，草木方萌，稍有触犯，即便折伤。经曰：根于中者，命曰神机，神去则机息。故噤风者，乳食不得入，则机废于上矣。锁肚者，便溺不得出，则机废于下矣。所谓出入废则神机化灭者是也。神出机息，虽有神丹，不可为也，岂蜈蚣蚕蝎诸毒药之可治耶？

一小儿生后三日，啼哭不乳，予视其证，非脐风，乃脐腹痛也。取蕲艾杵烂，火上烘热，掩其脐上，以帛勒之，须臾吮乳而不啼矣。

一小儿生八日，喷嚏多啼，请予视。予曰：此脐风也。视其上腭，果有泡，色变黄矣，乃取银挖耳刮去之。其父惨然，爱惜之心，见于形色，故去之未尽也。有老妪闻之，急使婢女告其父，当急去之！其言迫切。父益惧，自取银挖耳刮之不惜也。遣人告予，予回书云：旬日后当发惊风。后果病，迎予治之，许厚报之，且泣曰：予三十六岁得此一子也。予曰：无伤！投以至圣保命丹而愈。

变　蒸

变蒸非病也，乃儿长生之次第也。儿生之后，凡三十二日一变，变则发热，昏睡不乳，似病非病也。恐人不知，误疑为热而汗下之。诛罚无过，名曰大惑。或误以变蒸得于胎病者。或曰：儿之生也，初无变蒸，既生之后，当以三十二日一变，至于三百八十四日之后，又无变者，何也？曰：初无变蒸者，藏诸用，阴之阖也；中有变者，显诸仁，阳之辟也；终无变者，阴阳阖辟之机成也，故不复蒸也。故儿之初生，语其皮肉，则未实也；语其筋骨，则未坚也；语其肠胃，则谷气未充也；语其神智，则未发开也。只是一块血肉耳。至于三百八十四日，然后脏腑气足，经络脉满，谷肉果菜，以渐而食，方成人也。

或曰：变蒸之日，必以三十二日者，何也？曰：《易传》云：生生之谓易。易者，变易也。不变不易，不足以见天地生物之心。人有五脏六腑，以配手足十二经络。腑属阳，以配阳卦三十二；脏属阴，以配阴卦三十二。取其一脏一腑，各以三十二日一小变，六十四日一大变。阳卦之爻，一百九十二，阴卦之爻，一百九十二，合岁并闰月，凡三百八十四爻，所以变蒸一期之日，三百八十四，以应六十四卦爻之数也。

或曰：三十二日一小变，六十四日一大变，所生者何物也？所生之物，亦有说欤？曰：形既生矣，复何生也？所生者，五脏之知觉运动也。故初生三十二日一变，生足少阴肾癸水，肾之精也。六十四日二变，生足太阳膀胱壬水，而肾之一脏一腑之气成矣。此天一生水也。水之精为瞳子，此后始能认人矣。

九十六日三变，生手少阴心丁火。一百二十八日四变，生手太阳小肠丙火，而心与小肠之一脏一腑之气足矣。此地二生火也。火之精为神，此后能嬉笑也。

一百六十日五变，生足厥阴肝乙木。一百九十二日六变，生足少阳胆甲木，而肝与胆之一脏一腑，受气足而神合矣。此天三生木也。木之精为筋，此后能坐矣。

二百二十四日七变，生手太阴肺辛金。二百五十八日八变，生手阳明大肠庚金，而肺与大肠一脏一腑之气足矣。此地四生金也。金之精为声，此后始能习人语矣。

二百八十八日九变，生足太阴脾己土。三百二十二日十变，生足阳明胃戊土，乃脾胃一脏一腑之气足矣。此天五生土也。土之精为肉，脾胃主四肢，此后能匍匐矣。

三百五十二日十一变，生手厥阴心包络，三百八十四日十二变，生手少阳三焦，三焦配肾，肾主骨髓，自此能坐、能立、能行矣。

变蒸已足，形神俱全矣。正如蚕之眠，不如是不足成人矣。凡一变之过，则筋骨手足以渐而坚，知觉运动以渐而发，日异而月不同。曰变者，变易也；曰蒸者，发热也。祖训云：变蒸虽是胎疾，非胎热胎毒之可比矣。此少阴生长之气，发育万物者。儿之强者，虽有是病不觉，气弱者始见。如变后形体渐长，知识渐增，反为无病儿也，故无治也。古方黑子散，姑置之可也，其间或有未及期而发热者，或有变过热留而不除者，抑有他故，须详察之。如昏睡不乳，则不须治，待其自退。

变蒸兼证

变蒸之时，有外感风寒者，宜发散，惺惺散主之，按摩法亦可用也。

有内伤乳食者，宜须消导，胃苓丸主之，轻则节之可也。

有被惊吓及客忤者，安神丸、至圣保命丹。如变蒸而后受病，以治病为主，慎勿犯其胃气。咳嗽，甘草桔梗汤加阿胶；吐泻，理中汤加藿香叶；惊风，琥珀抱龙丸、泻青丸、导赤散。如受病后而变蒸，以养正补脾为主，钱氏异功散加对病之药，惺惺散、四君子汤加苏叶，加防风。

湖广按察司宪长，有子九月发热，恐是痘疹，差人来取全。往视之，非痘，是变蒸也。公曰：何以辨之？全曰：以日计之，有当变蒸之期；以证察之，亦无痘疹之证。公问：痘何证也？全曰：痘者，五脏之液毒也，故五脏各见一证：呵欠、惊悸，心也；项急、顿闷，肝也；咳嗽、喷嚏，肺也；吐泻、昏睡，脾也；耳骫皆凉，肾也。今公子无之，知非痘，乃变蒸将退也。次日果安。公喜：汝术甚精。赠以白金五两，应付而归。

本县胡正衢，有子二月，发热不乳，予见之，虽似变蒸，非变蒸也。时乳母皆肥健者，必因伤乳发热也。令损之，次日热退而安矣。

幼　疾

儿生一岁后，至七岁后，变蒸已足，脉虽难诊，口则能言，病多伤食之证。八岁已后，有脉可诊，证与大人同，但剂小耳。

有因气动而病生于内者，如盘肠内吊、蛔虫癖块之类；有因气动而病生于外者，如重舌木舌、鹅口口疮、痈疽疮癣之类；有不因气动而病生于内者，如伤食，食生冷之类；有不因气动而病生于外者，如感冒四时、金刃汤火伤之类。

右上四因之病，治见各证之下。

一小儿周岁，因初食鸡肉太早，自此成积，日渐羸瘦，不思乳食。其父以详告予，予取药治之，养脾消积丸先服，三日后服丁香脾积丸，鸡肉汤下，取下鸡肉一片，犹未化也，再进养脾丸而愈。

家传养脾消积丸　消宿食，去陈积，神效。

白术一两　陈皮七钱五分　苍术　厚朴姜汁炒　枳壳

麸炒 半夏曲 青皮 神曲 麦芽 山楂各五钱 炙甘草三钱

上为细末，蒸饼为丸，黍米大。每服二三十丸，米饮送下。

育婴延龄解毒丸 能解胎毒，初生小儿宜服。

儿断脐带连胞不拘长短，剪取，新瓦上焙干 每一钱加生甘草末二钱、黄连末一钱、朱砂飞半钱

共和匀，生白砂糖调和，磁罐收贮。每服一豆许，纳儿口中，以乳送下，一日一次，药尽而止。

幼科发挥卷之二

五脏诸证

此因五脏气动所生之病，乃病生于内者也。

五脏主病

肝经主病

肝主风，实则目直视，呵欠，大叫哭，项急顿闷；虚则咬牙呵欠。气温则内生，气热则外生也。气谓口中气也。实则泻青丸、当归龙荟丸泻之，虚则地黄丸补之。

泻青丸　治急惊搐搦，主肝热。

羌活　防风　当归　川芎　山栀仁　龙胆草　大黄酒浸，纸煨，各等分

上为末，蜜丸，芡实大。每服半丸至一丸，煎竹叶

汤，砂糖化下。

当归龙荟丸 治肾肝阴虚，风热蕴结，发惊悸，搐搦躁扰。

当归一两 龙胆草一两 黄连五钱 黄柏一两 大黄五钱 山栀子一两 芦荟五钱 青黛五钱 木香一钱 麝香五分 黄芩一两

上为细末，蜜丸，麻子大。每服五丸至十五丸，竹叶汤下。

地黄丸 治小儿胎禀不足，肾怯不言，解颅，儿大不能行。又治肝疳，白膜遮睛，溲血失音，身瘦疮疥。

熟地黄焙，取末，八两 山茱萸焙 山药各四两 白茯苓三两 泽泻 牡丹皮各二两

上为末，蜜丸，芡实大，一岁儿服一丸，二岁以上，加至三丸，空心温水下。

肝经兼证

诸风搐搦，牵引㖞斜，皆肝之病也，宜泻青丸主之。

一小儿七月，发搐无时，昏睡不醒，不哭不乳，掐之扎之不痛，嗃之鼻不嚏，灌药不入。予曰：此真搐也，不可治矣。

兼见心证，则发热而搐。予曰：肝有风，则目连劄不搐，得心热则搐；肝有热，则目直视不搐，得心热则搐。泻肝泻青丸，泻心导赤散方见肝、心下。

兼见脾证，轻则昏睡，不嗜饮食，当视其大便何如。大便秘者，宜蜜导法。慎勿下之。恐下得脾虚，反为笃疾。大便润者，宜琥珀抱龙丸主之。

兼见肺证，喘急闷乱，痰涎壅塞，须从大小便以利之。如喘息有声，肩耸胸高，喉中痰响者，不治。清宁散主之。

清宁散 惊热出于心肺，须从小便以利之。

桑白皮蜜水炒 赤茯苓 车前子 甜葶苈炒 山栀仁各等分 甘草炙，减半

上为末，每服半钱，姜枣水煎服。肝热则大小便难，加煨大黄下。

一小儿痰壅而发搐，气促而喘，予用礞石滚痰丸，桑白皮煎汤，碾碎调服之，喘定痰下，搐亦止矣。

兼见肾证，暴喑失音，手足强直，此从风治。轻者地黄丸主之，重则为废疾而不可治矣。

肝所生病

诸风掉眩，皆属肝木。《脉诀》云：热则生风是也。

急慢惊风

急惊风者，肝风甚而心火从之。木生火，从前来为实邪，实则泻之，宜用泻青丸以泻肝之风，导赤散以泻心之火。

慢惊风，钱氏云：脾虚则吐泻生风，此脾土败而肝木乘之。肝属木而脾属土，从所不胜来者为贼邪，故慢惊为难也。脾虚生风，虚则补之。东垣用调元汤加白芍药主之。此以黄芪、人参补脾之虚，白芍药、甘草以泻肝之实，诚千古不传之秘法也。予加桂在内，乃黄芪建中汤，木得桂而枯。古方治慢惊者，如醒脾散、观音散，皆良法也，可用之。

醒脾散

人参　陈皮　甘草　白术　白茯苓　全蝎　半夏曲　木香各三钱五分　白附子四个，炒　南星一个，姜汤泡　陈仓米一百粒

上为末，每服一钱，枣二枚，姜三片，水煎。

观音散

全蝎去毒，炒，十个　天麻煨　防风　白芷　黄芪　甘草　白茯苓各二钱五分　人参二钱　扁豆姜汁炒，一钱五分

上为末，枣汤下。

或问曰：上工治未病，急慢惊风何以预治之？予曰：方其热甚之时，腮红面赤，两目如怒，直视不转者，此惊风之候也。宜服河间当归龙荟丸，以泻肝胆之火，则不成急惊风也。

当吐泻不止之时，见其手足冷，睡露睛，口鼻气出冷者，此慢惊风欲成之候也。急用参苓白术散以补脾，琥珀抱龙丸去枳壳、枳实，加黄芪以平肝，则慢惊风不能生矣。此吾家传秘法。

参苓白术散

人参　白术　白茯苓　山药　扁豆去壳，姜汁浸炒，各一两五钱　甘草　桔梗　薏苡仁　莲肉各一两

上为细末，枣汤送下

琥珀抱龙丸　治小儿诸惊风，四时感冒，寒温风暑，瘟疫邪热，躁烦不宁，痰嗽气急，及疮疹欲出发搐，并宜服之。此予家传常用之方。

真琥珀　天竺黄　白檀香　人参　白茯苓各一两半　粉草去筋，三两　南枳实　枳壳麸炒，各一两　朱砂五钱　牛胆南星一两　淮山药一两　真金箔大者，一百片，为衣

上各制取末，和匀，用腊雪溶水，如无雪，取新汲或长流水，杵为丸，如芡实大，约重五分，阴干。每服一丸，煎薄荷汤下。

此方内有补益之药，人皆喜而用之。但有枳壳、枳

实能散滞气，无滞气者，损胸中至高之气，如慢惊风及元气弱者，减此二味，用当归、川芎各二两代之。

至圣保命丹一名紫金锭子

胆星　僵蚕　白附子各一钱　全蝎十四枚　天麻　防风各一钱　辰砂水飞，一钱半　麝香一分　珍珠五分　琥珀三分　金箔二十片

上碾为末，粟米和为丸，分为二十锭，金箔为衣。每一锭薄荷叶煎汤磨服。

礞石滚痰丸　降火坠痰之要药。方见大方脉科

凉惊丸　诸热通用，此吾家传之方，又名金花丸。

黄柏　黄连　黄芩　山栀仁各等分　朱砂水飞，减半

一本有龙胆草等分

上为细末，腊雪水为丸，麻子大，薄荷汤送下。

三黄泻心丸一名三黄五色丸　利诸惊热，如神。

黄连　黄芩　大黄各等分

上为末，雪水为丸，麻子大，温水送下。均分作五分，用衣。一分朱砂衣，一分青黛衣，一分雄黄衣，一分轻粉衣，一分芦荟衣。

木通散　能泻肝风，降心火，最利惊热。

山栀仁　大黄煨　赤茯苓　羌活　木通　甘草以上各等分

上为末，每服一字，紫苏叶煎汤送下。

猪胆汁导方

定志丸 治惊久成痫。

人参 白茯神 远志 石菖蒲炒 酸枣仁炒 柏子仁各一钱半 琥珀 珍珠 胆星 铁花粉各一钱 朱砂飞 麝香各一字

上为末，水煮山药粉为丸，黍米大。每服十五丸，灯心煎汤下，更煮猪心与儿食之，以助药力。

急惊风属阳，病在六腑，易治，宜用凉泻。

慢惊风属阴，病在五脏，难治，宜用温补。

或问：病有急慢阴阳者，何也？曰：肝主风，木也，飘骤急疾，莫甚于风；心主惊，火也，暴烈飞扬，莫甚于火。木火阳也，故病在于心肝者，谓之急而属阳。脾胃者土也，沉重迟滞，莫甚于土。脾土者，至阴之属也，故病在于脾者，谓之慢而属阴。肝常有余，有余则泻而损之；脾常不足，不足则补而益之。至于心主惊，肝主风，似宜别论。然火资风势，风资火威，风火相扇而发搐，故不可别论也。惊风之病，有兼证者，有类证者，不可不辨也。

急惊风有三因

有外因者，如感冒风寒、温湿之气而发热者，宜即发散之，和解之，以除其热，可也。苟失而不治，热甚发搐，此外因之病也。宜导赤散、泻青丸主之。

有内因者，如伤饮食发热者，即宜消导之，下之，如保和丸、三黄枳术丸之类，以除其热可也。苟失而不治，热甚发搐，此内因之病也。当视大小便何如。如大便不通，先去其宿食，宜木香槟榔丸及胆导法；大便润，宜辰砂五苓散、琥珀抱龙丸主之。

有不内外因者，如有惊恐，或客忤中恶得之。盖心藏神，惊有伤神，肾藏志与精，恐有伤肾。经云：随神往来谓之魂，并精出入谓之魄，故神伤则魂离，精伤则魄散。小儿神志怯弱，猝有惊恐，所以精神溃乱，魂魄飞扬，气逆痰聚，乃发搐也。客忤中恶，出其不意，大人且惊，况小儿乎？宜先去其痰，辰砂膏主之，后安其神，琥珀抱龙丸主之。有热者，东垣安神丸。下痰之药，慎勿用轻粉、巴豆之类，恐伤元气，损脾胃，误杀小儿。

钱氏抱龙丸 治小儿风痰，热甚，昏睡，急惊。

雄黄飞 天竺黄各四钱 胆南星八钱 麝香三分 朱砂飞，四钱

上为末，煮甘草膏丸，芡实大，薄荷汤化下。

辰砂膏 以通心气。

朱砂飞，一钱 牙硝 雄黄飞，各二钱五分 麝香二字 金箔 银箔各十五片 白附子 枳壳炒，各三钱 川

芎　白茯苓各四钱　人参　黄连　远志各二钱

上除前六味另碾，后七味共为末，和匀，蜜丸，芡实大。每服一丸，麦门冬煎汤化下此朱砂膏加减。

或问：热盛则生痰，痰盛则发搐，钱氏则有利惊丸以下其痰，陈氏有芎蝎散以吐其痰，皆可用否？予曰：药不执方，合宜而用可也。儿壮实者，吐之下之病则止。儿怯弱者，不可孟浪，反伤元气。大抵痰在咽喉之中，壅塞沾滞，药食不得入者，则宜吐而去之。此在上者越而治之法也。宜用僵蚕、牙皂炙焦等分，研末，每服少许，以土牛膝根自然汁灌之即吐，吐后却进下痰药，如五色三黄丸、礞石滚痰丸、辰砂膏，皆可用之。

辰砂膏　下痰甚妙。

辰砂飞，三钱　硼砂　马牙硝各一钱半　玄明粉二钱　全蝎去毒　珍珠各一钱　麝香一字

上为末，和均，用好油单纸包起，自然成膏，每用一粒许。治诸惊，薄荷汤下；治胎惊，乳汁调枣汤下。

予初习医，治一儿二岁发搐而死。请予至，举家痛哭。乃阻之，告其父曰：此儿面色未脱，手足未冷，乃气结痰壅而闷绝，非真死也。取艾作小炷，灸两手中冲穴。火方及肉而醒，大哭。父母皆喜。遂用家传治惊方，以雄黄解毒丸十五丸利其痰，凉惊丸二十五丸去其热，合之，煎薄荷汤送下。须臾，利下黄涎，搐止矣。

予归，父问用何药，如是速效，全以具告父。父语母曰：吾有子矣。

一儿发搐痰壅，有医用白饼子下之，不退。凡二下，病益深，合目昏睡，不哭不乳，喉中气鸣，上气喘促，大便时下。予曰：五脏气绝，病不可治，转下之过也。彼医曰：白饼子，钱氏下痰神方也。予曰：尽信书，不如无书，钱氏小儿皆出于门人附会之说也。盖人之有痰，犹木之有津，时令大热，草木流津，痰自热生，此明验也。痰犹水也，附气自行，过颡在山，岂水之性哉？乃搏激使之也。今痰随火上，不知降火而反下之，损其胃气，胃气既败，五脏俱损。故目不开者，肝绝也；昏睡不乳者，脾绝也；啼声不出者，心绝也；喘促痰响者，肺绝也；便溺遗矢者，肾绝也。果不可治而死。

邑中有儒医，治病有奇方，唯性太执，不知变通。时有小儿发搐，予谓急惊，当用凉泻，导赤散、泻青丸是也。彼谓惊风者，肝火郁遏而成也，火郁则发之，小续命汤是也。人不能决，两从之。予所治者一日而安，彼治者死。悔不信吾言，无及矣。

一儿发搐，先取善推法推之止，而复发，病益危甚。予曰：推法者，乃针灸按摩之遗意也。经曰：无刺大虚人。推掐之法，壮实者可用之。如怯弱者，其气不行，推则有汗，反伤元气也。其家不信予言。予曰：不死必成痫疾。半月后果死。

一儿发搐，因用推法，暂退。一月后，如期复发，又推之，或一月一发，或一月再发。予曰：病成痫矣。推法者，乃发表之意，痰聚在心不得出也。幸初成痫者尚可治，若久则为终身痼疾，不可治也。因立方用**四色断痫丸**。

黄连五钱　朱砂飞，二钱半　白甘遂三分　胆星一钱

上为末，粟米糊丸，兼豮猪心血杵匀，丸芡实大。每服一丸，灯草煎汤化下，夜服三，日服一，遂安。

癸亥二月，英山县大尹前县吴公，一子发搐，彼医以二陈汤，姜汁、竹沥治之，不退。公初来任，过罗，与全有识，承差人请之。全往，视其外候，三关青气，两颊赤色，目常直视，指如捻物。曰：此得之外感，未与发散，热入于里。钱氏曰：肝有热则目直视，得心热则发搐。又曰：两颊赤而目直视，必作惊风。小儿肝常有余，又乘木旺之时，当与泻肝，若二陈汤，陈皮、半夏、生姜之辛，皆助肝之物。经曰：以辛补之，所以无效。乃用泻青丸以泻肝之有余，导赤散以泻心之火，一服而搐止。公喜，谓其下曰：所见不同，用药即效。真良医也！彼到时吾心有主，今果无忧矣。全见其胎禀素怯，脾胃自弱，恐后作搐，便成痫矣，又作琥珀丸，与

之常服而安。

蕲水沙坂徐淑道，一子患惊风，先取医张姓者治之，数日不效。请予往，痰喘正急，惊搐频发。予先治其痰，次治其搐，以次而定，唯身热犹炽。张姓者，欲用解毒汤、竹叶汤、小柴胡汤，予皆不可。谓之曰：小儿肝常有余，脾常不足。病发于肝，风木太旺，脾土受伤。此乃虚热，勿用寒凉，致损中气也。乃用四君子汤，加炙黄芪，炒黑干姜，一服而安。

一小儿年五岁，梦中惊哭，抱其母叫怕。此因被惊吓得之。予制一方，用人参、麦门冬、白茯神、黄连、酸枣仁、柏子仁、炙甘草、朱砂各等分。一半水煎，一半入地黄加炙甘草为末，山药粉糊丸，黍米大。每服二十五丸，灯草煎汤下，未尽剂而安。

一小儿周岁，发热而搐，以泻青丸投之不效。乃问其发搐之状，其母曰：搐过后只好睡，以乳与之则饮，不与乳饮则不思乳，醒时则戏作猫儿声，见人则笑，不发搐便是好了。予曰：医要识证，药要对证，怪底前药之不效也。以导赤散服之，一剂而安。其父问：是何故？予曰：心脏属火，其声为笑，火生于寅，属虎，猫者虎之类也。猫声而笑，知非肝病，乃心病也，故以导赤散泻其心火而安。闻者叹服。

急惊风证

脐风发搐者，难治。

初生月内，非脐风证发搐者，此胎惊也。宜至圣保命丹，金银磨水送下。

或用全蝎一枚，薄荷叶包，炙为末，朱砂末三分，和匀，猪乳调五粒许服。如常发者，名胎痫，不可治也。变蒸，发热甚，发搐者，只用导赤散、泻青丸主之，效。

疮疹未出，发搐者，此吉兆也。宜用导赤散，煎，调朱砂服之，效。

或将靥发搐者，凶兆也。此毒气攻心，宜急解救之。用真牛黄、脑子各一分，朱砂末五分，和匀，猪尾尖血和丸，小粟粒大。每一丸，灯草煎汤化下。

丹瘤发搐，视其先后何如。先发丹后发搐者不治，此胎毒自外入里也；先发搐后发丹，此名惊丹，可治，此胎毒自内而外也。宜用**大连翘饮**主之。

连翘　瞿麦　滑石　车前子　大力子炒　赤芍各一钱　木通　栀子　当归　防风各五分　黄芩一钱半　柴胡　甘草炙，各二钱　荆芥穗一钱　蝉蜕一钱

上为细末，再加大黄，灯心水煎。

虫疥浸淫疮入腹，发搐，难治。急用雄黄解毒丸，

升麻煎汤下。疮再发，儿搐止者吉。咳嗽发搐，视其病之新久，如初咳嗽时，痰甚气促，连声不止，而不能治，发搐者，宜葶苈丸，苏叶煎汤下，利去其痰，咳止搐亦止矣。如久嗽不止者难治，宜用小阿胶散，服五分至一钱，煎，去渣，灌下。如发搐后变嗽者，此风邪入肺也，宜**人参荆芥散**再发之。

陈皮去白　荆芥穗　桔梗　半夏　细辛　木通　甘草炙　杏仁去皮尖　桂枝各等分

水煎，姜引。

泄痢发搐。如先吐泻，或痢疾久不止，以致脾胃虚弱者，此慢惊风也，难治。如先发搐，后发泄痢者，此因发搐之时，多服利惊下痰之药，或多服寒凉之药，伤其胃气，泄痢不止，宜补涩之。钱氏异功散加木香、砂仁、肉豆蔻煨、诃子肉。为末，山药粉糊丸，米饮下调之。

疟疾发搐。疟作热时发搐者，此宜截去其疟，疟止搐亦止矣。用小柴胡汤加常山、槟榔、乌梅，发日服，以截其疟。发过服辰砂五苓散，以定其搐，神效。如发搐后病疟者，此脾风之证也，宜平疟养脾丸主之。

蕲水李中庵，吾婿也。一儿未周岁，因伤食发疟，间一日一发。在子丑时，疟发搐亦发也。发时咬牙呻唤，大便黄绿，努责而出，用口吮母口，得乳即止。疟后汗出，心下跳，腹中鸣，退后顶上有小热。其父母爱惜之心，疟退搐退则喜而称愈，疟搐俱发，则忧惧不胜。其母又不禁口，病未十日成疳矣。面色皖白，囟陷发疏，儿渐羸瘦，请予治之。予曰：此儿先受暑湿。暑则为疟，湿则为痰，又伤饮食，助其暑湿之邪。暑则伤心，湿则伤脾，暑生热，湿生痰，脾土一衰，肝木随旺，疟曰食疟，疳曰食疳，当从虚治。且大哭手撤，皆肝胆之病。子时属胆，咬牙者心肝俱热也。肝木心火，子母病也。大叫哭者，肝病也；呻唤者，肾病也。肾水肝木，母以子病也。肝者厥阴风木也，心肾者少阴君火也，水火相搏则内作搐，故大便努黄而出，用口吮母之口，此内热作渴也，儿口不能言，得乳自解。汗出者，初发之时，邪气拂郁，及其退而有汗，此真气外泄也。故治疟之法，无汗要有汗，散邪为主；有汗要无汗，养正为主。此儿汗泄于外，便泄于内，心下跳，腹中鸣，皆火盛证也。肝胆从火治，此其法也。退后顶热，儿顶出颠，亦厥阴肝经之脉也。予制一方两治之，于平疳止搐方中加治疳之药，于补脾消疟方中加止搐之药，调理五日，疟搐俱止，儿亦渐肥，而疳瘦除矣。附其方如下：

其平疳止搐加减于**当归龙荟丸**，用

归身　人参　炙甘草　柴胡　川芎各一钱　青皮

芦荟　木香各七分　胆草酒洗　栀仁各五分　半夏大者，三个，一本有黄芩、陈皮

上为末，神曲糊丸，黍米大。每服二十五丸，寅、卯时竹叶汤下。

治疟补脾，**加味参苓白术散**。

人参　黄芪蜜炙　归身　九肋鳖甲　使君子　白芍药酒炒，各一钱　炙甘草　青皮去白，各八分　厚桂　泽泻　木香　夜明砂　柴胡各五分　陈皮七分，一本有干蟾酥、莲肉

上共碾末，山药糊丸，粟米大。每服三十丸，巳、戌二时服，炒米汤下。

乳母服**加味四物汤**。

当归　川芎　赤芍药　生地黄　柴胡　升麻　麦门冬　木通　黄芩酒炒　桔梗各五分　薄荷叶七分

上用灯草水煎服。

急惊风变证

急惊风变成痫者，此心病也。心主惊，惊久成痫。盖由惊风既平之后，父母玩忽，不以为虑，使急痰停聚，迷其心窍。或一月一发，或半年一发，或一年一发，发过如常。近年可治，久则不可治矣。宜服**如神断痫丸**治之。

黄连五钱　白茯神　石菖蒲各三钱　胆星　珍珠　铁花粉各一钱　朱砂飞，三钱　甘遂五分

共为细末，粟米粉煮糊，入猿猪心血三枚同杵匀，为丸，如弹子大。每一丸，取猿心一枚，切开两片，入药在内，线扎定，水煮熟，分三服，本汤送下。

一儿三岁，病惊风后，未服豁痰安神之药，自后成痫。每发之时，面色青黑，两目连扎，口如嚼物，涎出于口，昏眩仆地。当欲发之状，即以手探其口中，以吐其涎，如此调理，至七岁不作矣。

一儿四岁，病惊已绝，予用针刺其涌泉一穴而醒，自此惊已不发。予谓其父曰：此惊虽未发，未服豁痰之药，若不早治，恐发痫也。父母不信，未及半年，儿似痰迷，饮食便溺，皆不知也，时复昏倒，果然成痫病。其父来诉曰：不信先生之言，诚有今日之病，愿乞医治，不敢忘报。予乃问其子：尔病将发时，能自知乎？子曰：欲昏则发。乃作钱氏安神丸加胆草服之。教其父曰：尔子病将发时，急掐两手合谷穴。如此调理，一月而安。

急惊风成瘫者，肝主风，风淫末疾，故惊风之后，有手足瘫痪而不能举者，此血虚不能养筋故也，宜地黄丸加当归、牛膝、川独活、肉桂，共为丸服之。

一女子十四岁，病惊风后，右手大指次指屈而不能

伸，医用羌活、防风、天麻、全蝎、僵蚕、蝉蜕诸风药治之，病益甚。予叹曰：彼庸医也。不知手足不随，血虚也。伸而不能屈者，筋弛长也；屈而不能伸者，筋短缩也，皆血虚不能养筋之证也。手大指者，太阴肺经之所主；手次指者，阳明大肠之所主。与大肠皆属燥金，此血燥之象也。一切风药，助风生燥，故血转虚，而病转盛。口授一方，用

黄芪　人参　天麦门冬　生熟地黄　当归各等分　官桂减半，为引经，横行手指之端。

共为末，炼蜜丸芡实大，每一丸，食后汤化下。

一小儿惊风后，右手僵硬，五指拳曲，不能举物，口角流涎，语言蹇涩。予曰：此脾有湿痰，脾不足而肝木乘之，不可治也。

急惊风类证

天钓似痫

天钓者，壮热惊悸，眼目翻腾，手足指掣，或啼或笑，喜怒不常，甚则爪甲皆青，如祟之状，故宜和解风热，**钩藤散**主之。

钩藤　白茯苓各一两半　防风　朱砂飞　蝉蜕各二钱　大黄酒湿纸煨，一钱五分　羌活　独活　青皮　甘草炙，各二钱

共为末，姜枣煎服。此泻青丸变化加减也。

痓病似天钓

痓病项背强直，腰身反张，摇头掣疭，噤口不语，发热腹痛，镇日不醒，其状可畏，但受病与天钓不同。中风自汗，不可再汗，汗多则发痓。中湿宜微汗，不可大汗，大汗过则发痓者，有刚柔二痓，无汗曰刚痓，宜麻黄葛根汤；有汗曰柔痓，宜桂枝葛根汤。二痓并宜人参败毒散加防风主之。

麻黄葛根汤

麻黄去节　赤芍药各一两半　葛根一两半　葱白二茎　豉半合

上锉散，每服二字，煎服。

桂枝葛根汤

桂枝　白芍药　甘草各二钱七分半　葛根一两半　生姜一两　大枣四枚

上锉散，每服三字，煎服。

内钓似痫

内钓腹痛多啼，唇黑囊肿，伛偻反张，眼内有红筋斑血者是也。此寒气壅结，只宜温散，**木香丸**主之。

没药　木香　沉香　舶上茴香炒　钩藤各等分　乳香　全蝎减半

共为末，取大蒜研烂和丸，梧桐子大，每服二丸，钩藤汤化下。

盘肠似内钓

盘肠气痛干啼，额上有汗。是小肠为冷气所搏也，宜**金铃子散**主之。

金铃子二钱　舶上茴香盐拌炒　木香各一钱

共为末，每服五分至一钱，调酒服。

当归散　治寒邪入肾经，小腹急痛，面青手足冷者。

归身　木香　肉桂　人参　甘草炙　加破故纸炒　小茴香炒，各等分

共为末，姜枣汤调服，枣为丸亦可。

或问：天钓、内钓、病痓、盘肠属何脏？何以辨之？

曰：经云身半已上，天气主之，身半以下，地气主之。故天钓在上，生于风热，宜发之。内钓在下，生于寒，宜温之。

二钓者，皆足厥阴肝病也。足厥阴之脉，外则与督脉同行，循脊而上，入于颠之顶，所以病则目上翻，背后仰，如角弓之反张也；内则行阴器而入于小腹，所以病则小腹切痛，为囊肿也。诸风掉眩，皆属肝木，故二钓皆有搐掣似惊。但天钓或哭或笑，内钓则多啼为异耳。

痓病属足太阳膀胱经，上起两目，上头循顶而下行于背，循腰而下，于是与厥阴之脉下行者同，所以角弓反张之证，亦相似也。但天钓有搐掣，而痓病无搐掣也。

盘肠痛属手太阳小肠经，内行于小腹，与厥阴之脉内行者不同，所以小腹忽痛也。但内钓有瘛疭，而盘肠痛无瘛疭，可辨也。

客忤似痫

客忤者，口中吐青黄白沫，水谷鲜杂，面色变异，喘息腹痛，反侧瘛疭，状似惊痫，但眼不上窜耳。治法宜辟邪正气，散惊安神，苏合丸、至圣保命丹主之。

客忤者，谓客气忤犯主气之病也。如五气之邪，自鼻而入，则忤其心肝，五味之邪，自口而入，则忤其脾胃，有所惊恐，则忤其神，有所拂逆，则忤其意，当博求之。故曰：心诚求之，虽不中不远矣。详见《育婴家秘》。

一儿半岁，忽日惨然不乐，昏睡不乳。予曰：形色无病。将谓外感风寒，则无外感之证；将谓内伤乳食，则无内伤乳食之证。此儿莫有所思，思则伤脾，乃昏睡不乳也。其父母悟云：有一小厮相伴者，吾使他往，今三日矣。乳母亦云：自小厮去后，便不欣喜，不吃乳。父急命呼之归，儿见其童嘻笑。父曰：非翁之妙术不能知也。

一儿一岁，啼哭不止，予审察之，非病也。其父母曰：无病何以啼哭异常！予乃问其乳母：此儿平日戏玩者何物？乳母曰：马鞭子。即以取至，儿见大笑，击人而哭止。

一儿九月，吐乳便黄，身有微热。予曰：此伤热乳也，吐作腥气，今已成积。母曰：未食热物。予密语其父曰：必伤交奶得之。父问：何谓交奶？予曰：父母交感之后，以乳哺儿，此淫火之邪，忤儿脾胃正气也，不治之必成癖矣。何以致？曰：淫火者，肝火也，病则发搐。癖者脾病也，积不消则为癖。父问：何以治之？曰：泻肝补脾。乃以泻火胃苓丸服之。

中恶似痫

中恶者，小儿之危恶也，其病有二。如中恶毒之气者，病自外至，其证眩仆，四肢厥冷，两手握拳，不能喘息，先用霹雳散。

霹雳散

踯躅花一分半　雄黄三分　麝香少许

上为末，用灯心三寸长，蘸药少许，插入鼻孔，得嚏即醒，苏合丸灌之。或摄生饮。

摄生饮

南星煨　半夏洗　木香各一钱五分　生苍术　生甘

草　石菖蒲各一钱

上锉，入生姜，用水煎服，尽一剂，以平为期。

如内生中恶毒之物，病自内生，其证心腹刺痛，腹皮青黑，闷乱欲死，宜急攻之。用雄黄解毒丸主之。

白虎证似痫

白虎证乃流年白虎岁前九位之神，儿触犯之，则不精爽，而目视不转，手如数物。宜服至圣保命丹，取太阳真土伏龙肝，杵碎，煎汤送下，取龙虎相制之义。

或问：客忤、中恶、白虎三证，何气使然？曰：皆客气也。客气，不正之气也。儿之所禀，谓之主气，为之忤者，谓之客气。《经》云：邪之所凑，其气必虚。故儿之主气强者，虽有客气，不能忤也。主气弱者，稍有所忤，则成病矣。客忤者，病之总名也。中恶，则客忤之重者；白虎者，则客忤之轻者也。治法，皆以辟邪养正，安神和胃为主，苏合香丸治三病之圣药也。

虫病似痫

虫痛乃蛔虫攻其心痛也。发则目直视，口噤不言，或大叫哭，口中流沫涎水，面色或青或白，手足强直。宜急攻之，雄黄解毒丸，苦楝根皮煎汤下。

马脾风似痫

马脾风者，肺胀也，上气喘急，两胁扇动，鼻张闷乱，喘喝声嗄，痰涎壅塞，其证危恶。宜急攻之，**牛黄**

散主之。

黑白牵牛头末，一两　大黄二两　槟榔半两　木香三钱　轻粉少许

上为末，和匀，每服用冷水或浆水调服为度。

或问：何以谓之马脾风？曰：午属马，为少阴君火。心主热，脾主湿，心火乘肺，脾之痰升，故肺胀而喘，谓之马脾风也。

一儿四岁，忽作喘，气逆痰壅，鼻孔开张。予曰：此马脾风也。如胸高肩耸，汗出发润，则不可治。急须治之，以葶苈丸去防己，加大黄，除肺之热，合小陷胸汤除肺之痰，碾为细末，竹沥调服而愈。

慢惊有三因

因病后或吐泻，脾胃虚损，遍身冷，口鼻亦冷，手足时瘛疭，昏睡露睛，此无阳也。宜待其未发而治之，调元汤合小建中汤主之。如见上证，虽有神丹，不可治也。

或问：吐泻何以生风而不可治者，何也？曰：五行之理，气有余则乘其所胜，不足则所胜乘之。吐泻损脾，脾者，土也。风者，肝木所生也。脾土不足，则肝木乘之，木胜土也，其病不可治。人身之中，以谷为本，吐多则水谷不入，泻多则水谷不藏。吐则伤气，泄则伤血，水谷已绝，血气又败，如之何不死也。

或问：风从风治，何以所立之方不用风药，何也？曰：《内经》云：肝苦急，以甘缓之，以酸泄之，以辛散之。又云：脾欲缓，急食甘以缓之。调元汤，参、芪、甘草之甘，可以缓脾之急，为治风之圣药也，而又可以补脾，芍药、桂枝，辛热之从，可以建中。二方合而用之，治慢惊风者，此东垣老人之秘传也。

因得惊风，医用利惊之药太多，致伤脾胃，元气益虚，变为慢惊者，此外风未退，中虚又生，风虚相搏，正去邪存，大命随倾，此慢惊风证，尤甚于始也。

一儿五岁，病痢，医用药治之，痢转甚，其脾胃中气下陷也。予用参苓白术散调之，十日痢止，予辞归。有惑者谓其父曰：无积不成痢，富家之子多有肉积，吾有阿魏，尝用治痢有效。父惑而听之，乃以阿魏作丸，如小豆大，连服三丸，其子昏睡。适予又至，以服阿魏丸告之。予惊曰：阿魏虽去肉积，大损元气，令郎脾胃已弱，岂可服之！父曰：病安而喜睡未醒也。予谓乳母叫之，则目露睛，气已绝矣。

有儿脾胃素弱，一日病泻，以理中丸服之，泻未止，口内生疮，谓儿前药性热助火，复以冷药投之，身微热，睡则扬睛。予见之曰：此儿发慢惊风，令郎脾胃本虚，泻则益虚，口中生疮者，脾虚热也，误服冷药，则中气益损，昏睡不乳，虚损之极也，当急作调元汤倍加人参服之，调理半月而愈。

一女子五个月内发搐，予以泻青丸投之，三四服，搐不止，转甚。予思痰壅气郁，乃发搐也，丸散颇粗，与痰粘滞于咽喉之间，致气不通而搐愈甚也。用竹叶煎作汤，取绵纸滤去其渣滓，澄清服之，搐止而安。其父叹曰：医之贵于变通也，如是夫！

一小儿得真搐。予曰：不治。彼家请一推拿法者掐之，其儿护痛，目瞪口动，一家尽喜，再睹儿斜视，彼曰看娘；儿口开张，彼曰寻娘乳吃。予叹曰：误矣，睹子转睛，谓之看娘，急口张开，谓之寻乳，皆死证也。其夜果死。

肝主风，急惊风，搐搦振掉，肝之本经气动所生也。当急治之，得心热则发，宜泻青丸，用导赤散煎汤送下而愈。初发搐昏睡不醒，或掐人中，或掐太陵，或灸中冲，待其醒而药之。或用：

白僵蚕、猪牙皂角、细辛、川芎、藜芦等分为末，吹鼻中，嚏者可治，不嚏者不可治。

如顽痰壅塞者，用僵蚕末吐之，或礞石滚痰丸吐之，家传三黄五色丸下之。

小儿发搐，如法治之，搐止者吉；如时发时止，昏睡不醒，不食者死。

儿一岁，发搐不止，口鼻气出温者，此真搐也，不可治。搐后易醒，口鼻气出热者，此假搐也，可治。钱氏云：气温则内生，谓肝之真脏病见者，故曰真；气热者，病自外生者也，故曰假。

先翁治一儿，满月后发搐，以至圣保命丹治之，安。

祖训治急惊风，只用泻青丸、导赤散。

旧县张月山长子，病急惊风，十七日不醒，待请予到，舌色黑矣。予尝见父念《玉函经》：伤寒舌黑洗不红，药洗分明见吉凶。全问曰：用何药洗之？父曰：薄荷汤。乃依法急取薄荷汤洗之，舌变红色。予曰：可治也。用泻青丸二钱，煎汤服之，一饮而尽，口燥渴已止也。其夜搐止热退而安。此子不遇予，几死也。

汪元津幼子，七月间因伤食病疟，七日发搐。予见之，肝风虽甚，脾未至困，当泻其肝，后补其脾可也。乃以泻肝散，三服而搐止。后用调元汤以补其脾，琥珀抱龙丸以平其肝。喜睡，二目不能开。予思喜睡者，非脾困也，乃神昏欠惺惺也。目属肝，而胞属脾，合目不开者，非亡魄也，乃神倦也。今儿目欲开欲合可知也，只用前方。又二日，令其家中平日想与嬉戏者，取其小鼓小钹之物，在房中床前唱舞以噪之，未半日，目开而平复也。凡十日而安。

胡凤崖有子痘疮后伤食疳，肌瘦发穗，有医童一册见之曰：不是痟证，乃血虚也。其家惑之，始效则生一病，如痫非痫，昼则安静，夜则梦寐，抱其乳母叫云：我怕！我怕！如人捕之状。询其病原，此儿性不吃药，一册来喂药，必将针火以恐吓之，而得斯疾也。盖胃为戊土，肾为癸水，合而化为火。肾主恐，恐则伤肾，此因脾胃虚弱，不能生肺，肾无化原，亦从而虚也。肾藏志，肾虚则神志不宁，而生惊恐也。寤则神栖于心，寐则神发于肾，脾志往来出入之门户也，必以补脾为主，安神次之，补脾肥儿丸，安神钱氏安神丸，调理半年而安。

天钓内钓，足厥阴肝经之脉，起足大指而上环阴器，左交右，右交左，上入小腹，下会督脉，循脊膂过而上至于巅。如风伤肝则发天钓，其状眼上翻，头顶向后仰，身反折，浑如角弓之状。钱氏云：肝有风甚，则角弓反张者是也。天钓属木，宜发散，泻青丸中去大黄，加天麻、全蝎、僵蚕、钩藤。

内钓者，肝受寒则小腹痛，大叫哭，目直视但不搐耳。宜急温其内，当归茱萸汤及木香丸。

当归茱萸汤

当归　吴茱萸泡、焙干　小茴香炒　甘草　木香

木香丸　方见惊风类证。

小儿肠痛，亦在小腹腰屈，空啼无泪，此名盘肠

痛。证似内钓，但不直视也，金锭子散见类证主之。

㿗疝，此厥阴肝经痛也，与肾无干，皆寒所致。有肿而不痛者名㿗，痛而不肿者名疝，有肿又痛名㿗疝，茱萸内消丸主之。

本县大尹梁公子病疝，右边睾丸肿大如鸡卵，长约五寸，上络脐旁，下抵阴囊，直直硬痛，大小便不通，急召全。全立方，用当归、川芎、木香、青皮去穰、山栀仁、山楂子、小茴香、川楝子、泽泻，二剂而安。

卵肿，小儿性急多哭者有之。

予曾治小儿，立方用香附子、川芎、木香、青皮、山栀子、麦芽，各等分，作丸服之。

又一小儿肠痛，予用《诸证辨疑》内一方，五苓散加川楝子、小茴香，入盐一捻煎，神效。

肝之窍在目，目赤痛者，肝热也，宜泻青丸加黄连，作丸服之。

目中白膜遮睛者，肝虚也，宜泻青丸，去大黄、栀子，加干菊花、木贼、蝉蜕，作丸服。

经曰：肝有热者，则小便先赤，导赤散加栀子、条芩、胆草、甘草梢主之。

本府三守小姐，溺出如青水，着肉处溃烂成疮，夫人忧之。守问全云：莫非女之脏腑坏也？答云：膀胱受五脏之液以藏之，是为溺也，各随本脏之色。青者，肝之色也。着处成疮，肝火盛也，火之所灼则溃烂矣。全独治之，以前治小便赤方，更加黄柏为丸，调理五日而安。夫人大喜，命小姐出而拜之。

治阴臭神效方

当归　胆草　山栀子　木通　车前子　泽泻　甘草梢　条芩

用水煎服。

肝有病则大便难，用泻青丸、木通散主之。

钱氏云：肝热者，手循衣领及乱捻物，或咬牙。

一小儿五十日，昼夜啼哭不止，予用泻青丸五厘，竹叶煎汤，入砂糖少许调服，立止。

咳嗽不止作搐者，此肺衰也，而肝木侮之也。当先补肺，阿胶散；后泻肝，泻青丸。搐止者可治，不止者不治，木寡乎畏也。钱氏所谓三补肺而咳嗽不除，三泻肝而搐不止者是也。

蕲水举人蔡沙江，有子病咳，久不止，请予治。予往，见其连声不止，咳时面青，右手常自摆动，谓沙江曰：令郎不可治也。沙江问：何故？曰：嗽者肺病也，肺属金；面青者，肝之色也，肝属木；手摆者，肝风欲发之状也，木来侮金，寡乎畏也。维今十月，金病木生之时，四时之序，将来者进，成功者退。木生而进，金病而退，发搐不可治也，甲乙日剧。果甲乙日搐而死。

黄州府甘秀才女，惊后右手大指屈而不能伸，医用全蝎、僵虫治之不效，问予求治法。肝主筋，筋赖血养，故曰：掌得血而能屈也。血燥则筋枯，屈而不能伸也。手大指，手太阴之脉以起也，金本性燥，复用风药以治之，燥益甚矣。刘宗厚云：休治风，休治燥，治得火时风燥了。乃授一方，用人参固本丸加黄芩、黄柏、知母，作丸服之。

百日内儿搐最恶，谓之胎惊，钱氏论详。

惊风后余证

搐后成瘫痪者，左氏谓风淫末疾是也。肝主筋，肝热则筋弛而长，长则软弱，手足伸而不能屈矣。肝寒则筋缩而短，短则拘挛，手足屈而不能伸矣。并宜六味地黄丸主之。拘挛者，加附子、肉桂；软弱者，加黄柏、知母、当归、牛膝、续断，蜜丸服之。

惊风后瘖不能言，宜六味地黄丸加巴戟、远志、石菖蒲。

本县一尹吴子，生四个月，病惊风，搐过则昏睡不乳，发搐则醒，眼斜视，右手搐搦，请予。予曰：此真搐不可治。乃辞退。

心经主病

心主惊，实则叫哭，发热，饮食而搐。虚则困卧，悸动不安。

实则导赤散，泻心汤，虚则二安神丸服之。

导赤散 治心热及小便赤，夜啼。

生地黄 木通 甘草梢炙，各等分

锉，加竹叶，水煎，食前服。加黄芩，名火府散。

泻心汤 治惊热。

黄连去须，五钱

为细末。每服一字至半钱。临卧，温水调服。

钱氏安神丸 治邪热惊啼，心疳面黄，颊赤壮热。

麦门冬 马牙硝 白茯苓 山药 寒水石煅、飞 甘草各五钱 朱砂飞净，一两 脑子一字

上为末，蜜丸，芡实大。每半丸，沙糖水化下，无时。

东垣安神丸 《经》云：热淫所胜，治以甘寒，以苦泻之。以黄连之苦寒去心烦、除热为君，以甘草、生地黄泻火、补气、生阴血为臣，以当归身补其血之不足，朱砂约浮游之火，以安其神也。

甘草五钱半 黄连酒炒，六钱 当归身二钱半 生地黄一钱五分 朱砂五钱，水飞为末

上为末，蒸饼丸黍米大，朱砂为衣。每服十丸至三十丸，温水送下。

心经兼证

诸热惊悸，不安多啼，此心脏本病也。宜导赤散加朱砂主之，甚者凉惊丸、三黄泻心丸。

兼见肝证，则发热而搐，宜木通散主之。

兼见脾证，则嗜卧，梦中咬牙，多惊，宜钱氏安神丸主之。

兼见肺证，则发热作搐而喘，宜清宁散主之。

兼见肾证，为惊痫，发则忽然卧仆，咬牙搐搦，手足逆冷，发过即醒，精神恍惚。

盖心藏神，惊则伤神；肾藏志，恐则伤志。小儿神志怯弱，有所惊恐，则神志失守而成痫矣。如书传所谓请僧寄名，僧为摩顶诵咒，儿被吓而成痫，后见穿皂衣人即发是也。亦有惊久成痫者，初起即可治，定志丸主之。父母怠忽，久而不治，遂成终身之患。

一小儿惊后成痫，予制一方，天水散一料，碾为细末，分作三剂。二两三钱，入真青黛五钱，碾匀，名清魂散，寅卯时煎竹叶汤调服一钱，以平肝火。一剂二两三钱，入朱砂末水飞五钱，名**安神散**，巳午时煎灯草汤调服，以镇其神。一剂二两三钱，入真轻粉二钱研匀，名定魂散。申酉时煎淡姜汤服，以去其痰。旬日而安。

一小儿十岁，久得痫疾，予视两目，浑白无有睛光，语言蹇涩，举动痴迷。乃语其父曰：不可治矣。后请医治之，竟无成功。

惊久成痫，乃痰迷心窍之病，最为难治。或分五痫，以牛马狗猪羊名之者，未见其方，不必拘也。钱氏五痫丸，祖训未用，予亦不敢轻用也。儿有者，当先观其状貌，而后治之可也。如伶俐聪明者可治之。若成痴呆，言语错乱，不必治之。如强治之，终无成功。间有聪明伶俐，治之无效，非真痫也。此宜琥珀抱龙丸主之。或辛香者，不如抱龙丸犹稳。

蕲水周维峰，有子病痫。予见神气昏滞，语言含糊，状类痴呆，告其父曰：不能治也。辞归。

黄州府万鲁庵，有子病痫。予见容貌俊伟，性格聪明，告其父曰：可治。乃与琥珀抱龙丸方，使自制服之。

本县汪前川儿惊病，一日之间，尝发二三次。予曰：不治，必成痫也。求治于予，乃立一方，用枳实、黄连、半夏、白茯苓各等分，折半，朱砂飞又折半，同前碾末，神曲糊丸，芡实大，朱砂衣，每服一丸，用猜猪心一个，劈开入药在内，线扎定，放瓦罐中煮熟，取出猪心和药食之，以汤送下，后竟不发。名曰**断痫丸**。

心所生病

《经》曰：诸痛痒疮疾，皆属心火。

诸　疮

《发挥》云：心火者，君火也。君务德而不为毒，为痒痛疮疡者，乃命门相火之所为也。小儿诸疮，皆胎毒也。命门者，右肾也，虽云男子以藏精，女子以系胞。父母命门之中，原有伏火。胚胎之始，儿则受之。既生之后，其火必发为痈疽、丹疹疥癣，一切恶疮，名曰胎毒者是也。古人立法，于儿初生之时，有拭口法，有黄连甘草朱蜜法，无非以解毒而设也。后人因之，合上三法，取脐带合药，名曰育婴延龄解毒丹方备载在前幼疾条内。东垣之治红丝瘤，丹溪之治小便淋，皆有解毒之法，见《格致余论》，请博求。

予立一方，以丹溪三补丸，半生用，半酒炒，甘草半生半炙，各等分，为末，雪水丸麻子大，朱砂、雄黄各二分之一，水飞为衣，淡豆豉汤下。初生一腊内服之良，天行痘疹之岁，尤宜服之。

小儿初生，有育婴延龄解毒丹，服之能解其胎毒。其有发疮疡者，有溯源解毒汤，乳母服之。

丹瘤，此胎毒之最酷者，即红丝瘤也，名龙缠火带也，乃小儿之恶疾。二岁以上儿可治，半周岁者难治，百无一二也。发处肿硬一块，其色甚赤，手不可近，如火炙流铜，往下趖走，自头上起至心即死，自足下起至肾即死。古方治法，无可取者，唯家传蜞针法、砭法，出其恶气，以泄其火毒，十治六七，诚良法也。《经》云：血实者决之是也。切不可用寒冷之药傅之，使火毒郁而不得泄，入腹为腹胀，为腹痛，为喘，为惊狂，为搐搦者，必死。宜用通圣散全料，锉细，入酒中浸淫，晒干，炒碾为极细末，蜜水调服，外以通圣散加金银花藤叶煎汤浴之。此水渍法，亦火郁则发之也。先发惊后发丹者可治，通圣散主之，或用导赤散加连翘、玄参、防风、荆芥穗、青黛。先发丹后发惊者不治。

疥癣，干者可治，**胡麻丸**主之。若浸淫溃烂，内无完肤，日夜啼哭者，不可治。切不可用砒、硫、粉、汞为药搽之，使毒气乘虚入腹。发搐发喘者，皆死。

胡麻仁炒　苦参　甘菊花　大力子炒　石菖蒲　何首乌　威灵仙　蔓荆子　乌梢蛇酒浸，去皮骨，取肉焙干，各等分　一本有蒺藜炒、黄连炒，无蛇。

上为末，酒糊为丸，麻子大，竹叶汤下。此祖传十三方也。

治小儿疮疥，宜调乳母，**溯源解毒汤**主之。

人参　归身　赤芍药　川芎　黄连酒炒　连翘　木

通　生地黄　陈皮　甘草

水煎服。以少许喂儿佳。一本有竹沥。

小儿生下，遍身虫疥干痒，喜人摩拍。予制一方，用：

乌蛇酒浸，焙干，取肉，一钱　苦参酒浸，焙干，二钱　胡麻仁炒　白蒺藜炒去刺，各一钱五分

共为末，用浸蛇与苦参酒糊为丸，甘草汤下，愈。

一小儿五岁，每至春时，则遍身生脓疱疮，此胎毒也。予戒用搽药，恐粉、砒、硫之毒，乘虚入腹，以胡麻服之而愈，更灸风池、血海、曲池、三里。自此再不发矣。

儿疮入腹，腹胀，大小便不通，或喘或作搐者，先用**雄黄解毒丸**治之。

鸡冠雄黄飞，二钱　真郁金　壮大黄各二钱　巴豆霜一钱　一本无大黄。

上共碾匀，水糊丸，小豆大。每服一二丸，茶清下。此祖传十三方也。

黄州李四守，生子五个月，遍身湿疥，一旦尽干，召全问之。全曰：疮出惊止无忧也。连更数医不能治。

小儿生痈毒者，不可轻针，恐伤筋骨，慎之。

一子满月后，血盆中发一痈，请外科胡长官针之，

断其骨，竟不可救。

小儿颈下或耳前后，有结核者，此热也，切不可作瘰疬治之。内服斑蝥，外施针火及烂药，必杀儿也，戒之。予家传**消结神应丸**，乃新立，真神方也。

黄芩酒炒　黄连炒　山栀仁　生贝母　海昆布酒洗　海藻酒洗　桔梗　麦芽炒，各一钱五分　紫背天葵　玄参　连翘　瞿麦各二钱　薄荷叶一钱五分

上共为末，酒煮稀糊丸，芡实大。每服一丸，酒下。

蕲水朱震三子，结喉上生一核如李，问予求治，予谓《病原式》云：结核者，热也。又考《本草》消结喉之药，立一方与之。遂买药制成，碾末，温汤调服效。病此者服之，无不应验，乃名之曰神应丹。

团风帅碧泉，致仕在家，唯一公子，项下生一结核，惑于医作疬治，用药破烂，转加肿大。此任脉所过之路，元气受伤，致成瘠证。医无识其证者，及请予往，势不可为矣。

王思泉一女四岁，耳后侧有结核。问予，予曰：非疬疮，乃痰核也，不必治，亦不为害也。他医所惑，作疬治之，用斑蝥内消之药过多，脾胃受伤，致成瘠痨而死，哀哉！马刀多生于耳后前，肿硬赤痛，俗名痄腮。用散毒散敷之，神效。

主方

用生绿豆，碾为细末，酽醋调如膏，敷之再换，神效。

又方 治结核。

用五倍子碾为细末，醋调服之，皆效。此皆家传之方也。

肥疮，脓血堆积，久不愈，用熟皮灶上烟、胶松香共研，清油调搽。如虱多不绝，用水银铅汞入钟内，指揉唾调搽上，虱尽毙矣。

软疖不愈，只用紫金丹水磨搽之，脓尽干而自效也。又苦参研末敷之。

耳前后，或鼻下，或眉间，生疮赤烂，用炉甘石、海螵蛸研末，入轻粉三之一，和均敷之。

脚背上生疮，痒痛不常，久不愈，欲呼牛颈癣，用鸡子黄熬油搽之。

舌上生疮，此心脾二经有热也，用**柏连散**搽之。

生黄柏　生地黄各等分　白槟榔减半

共研细末搽之。

满口舌生疮，乳食不得者，宜**洗心散**服之。

大黄　麻黄　白术　当归　芍药　荆芥穗　甘草　薄荷叶各等分

共锉，水煎服，更用柏连散搽之。

满口生白雪疮，又名鹅口疮。先翁用朱砂、白矾，碾末，涂口舌效，又用鹅公一只，以糯米于口中，喂食尽，取水洗之。

一儿患口舌生疮，医用药服之，搽之者，皆芩、连、知、柏类，无效。予曰：心热所为，苦入心而反助其热，宜无效，乃作洗心散与之，一服而安。

予外甥，李中庵子也。满口生疮，咽喉唇舌皆是，令人取药。予制一方，用黄柏、黄连各一钱，朱砂、白矾各五分，鼠妇焙干三分。共为研细。傅之立效，乃奇方也。

儿有重舌重龈者，宜用三棱针刺去血，内服东垣凉膈散。凡口内诸病，唯针最捷。

钱氏云：舒舌者，心热也，导赤散。弄舌者，脾热也，泻黄散主之。心主惊，心藏神，儿心气怯弱，或闻大声，见异物异人，未有不动其神也，谓之客忤。

惊后其气不散，郁而生痰。痰生热，热生风，如此而发搐者，陈氏所谓气逆而作搐，而发惊者是也。此惊风二字，所以不同。

凡因惊而发搐者，此心火旺而肝木乘之。宜先止其搐，导赤散作汤，吞下河间当归龙荟丸；后安其神，钱氏安神丸主之。有痰涎壅塞者，先降其痰，辰砂膏主之，次止其搐，后安其神。

辰砂膏　下痰甚妙。

辰砂飞，三钱　硼砂　马牙硝各一钱半　玄明粉二钱　全蝎去毒　珍珠各一钱　麝香一字

共另为末，和均，用好油单纸包起，自然成膏，每用一粒许。治诸惊，薄荷汤调下；治胎惊，乳汁和枣汤下。

先翁治惊风至圣保命丹，方见肝部。此但加蝉蜕一钱，使君子一钱五分。

英山县大尹吴清溪，子病惊风，诸医作风治之不效，急差人请予。予往见尹，曰：非风也，乃因惊得之。风从肝治，惊从心治，不识病源，如何有效。乃取至圣保命丹治之，搐止矣。次日，邑中僚属士夫，皆来问之，尹曰：名不虚传，果良医也。彼一见自有主意，不似他人费力。留住数日，厚待而归。

心属火恶热，心热则烦，多夜啼，或日夜啼，宜导赤散主之。

本县大尹张鼎石公子，生四月无乳，取一民壮妇人乳之。一夜大啼，取医甘大用治之，初所治者，呼为腹痛，用理中汤不效；又呼为伤食，用益黄散，又不效。夜更啼哭，急请予视之。甘语其故，意欲我扶同其言也。心本恶热，药中又犯干姜、丁香，如何不助火而增益其病也，乃请公子看之。尹曰：夜啼四日矣。全曰：夜啼有四，心烦一也。尹曰：伤食乎？腹痛乎？全曰：

腹痛则面多青，伤食则面多晄白，今面多赤，心烦证的也。大用趋出，予用导赤散加麦冬、灯心进一服，次早往问之，用自内出云：昨夜到天明不止。予叹之，彼喜其药不中病也，不知病退矣。全入问，尹曰：昨夜哭犹甚也。予告之曰：公子病安矣。公子贵体微和，四日夜未乳，昨夜病退思乳。乳母在外，故知往夜之哭，病哭也；昨夜之哭，饥哭也。尹喜曰：怪哉！乳母来后，再不复啼矣，病果退也。

心热，有喜面合卧者，有喜仰卧者，宜导赤散、三黄泻心丸主之。

儿性执拗，凡平日亲爱之人，玩弄之物，不可失也。失则心思，思则伤脾，昏睡不食；求人不得则怒，怒则伤肝，啼哭不止。此忤其心也，谓客忤成病也。平日未亲爱之人，未见之物，不可使之见，见则惊，惊则伤心；凡未见之人，不可使之近，迫近则恐，恐则伤肾，令儿成痫。此皆客忤病也。今之为父母者，则称所畏者以止之，如长老止夜啼之故事。为医者，因见儿不服药，则持针搏灸以迫之，令儿生病。

楚府典仪胡西序渤，三溪翁之伯子也。幼多疾，托予调养。至丁酉七月七夕周岁，三溪设酒，请予作乞巧会。日没后，哭不止。予视之无疾，复即席。初更哭尤甚，母促再视，果无疾。曰：无疾，何以黄昏哭，一更不止？予思外候无证，但见儿左右顾盼，其当值之人，如有所失者。口不能言，但啼哭，此拗哭也。猛询问，其当值曰：此儿今日所戏者，是玉印子也，已收拾矣。急命取与之，儿笑而哭止。三溪曰：如保赤子，心诚求之，善哉！添酒灌醉而归。

诸　汗

汗者心之液也，唯头汗不必治。小儿纯阳之体，头者诸阳之会，心属火，头汗者炎上之象也。故头汗者，乃清阳发越之象，不必治也。

自汗者，昼夜出不止，此血气俱热，荣卫虚也，宜当归六黄汤主之。其方用黄芪以补其卫，当归、生地黄以补其荣，芩、连、柏以泻其血气之火，用浮小麦为引，入肺以泻其皮毛之热。此治诸汗之神方也。

盗汗者，梦中自出，醒则干也。其病在肾，宜当归六黄汤加止汗散主之。

钱氏止汗散

败蒲扇，烧存性，碾末，入煎药内。假物象形之理也。

本县江兰峰，其子七岁，头面出汗如流。用人参、当归二味，同猿猪心煮汤服之安。

诸　热

小儿病则有热，热则生风，不可不调理也。

肝热者，目中青，手寻衣领及乱捻物，泻青丸、当归龙荟丸主之。

有身热，口中气热，温风证者，谓之风热，亦肝热也，宜生犀散、脱甲散主之。

心热者，目中赤，视其睡，口中气温，喜合面睡，或仰面睡，上窜咬牙，宜导赤散、黄连安神丸主之。

有一向热不已，亦心热也，甚则发惊痫，宜黄连安神丸主之。

如目中热，心虚也，宜钱氏安神丸主之。

脾热者，目中黄，弄舌，泻黄散、茵陈五苓散主之。

有但温而不热，亦谓之温热，亦脾热也，宜人参白虎汤主之。

肺热者，目中混白，手掐眉目面鼻，甘桔汤、木通散主之。

有时间发热，过后却退，次日依时发热，谓之潮热，此亦肺热也。宜地骨皮散主之。

肾热者，目无精光，畏明，脊骨重，目中白精多，其颅即解，地黄丸主之。

热有表里

表热者，多因伤风寒之故。喜人怀抱，畏缩恶风寒，不欲露头面。面有惨色，不渴，清便自调者，此热在表也。宜发散，惺惺散、败毒散、升阳散火汤、十神汤，选而用之。

里热者，喜露顶面而卧，扬手掷足，揭去衣被，渴饮冷水，儿小不能言，吃乳不休者是也。小便赤，大便秘，此热在里也。宜解利之，凉惊丸、三黄丸、四顺清凉饮、凉膈散、钱氏抱龙丸、牛黄凉膈丸、黄芩汤，选而用之。

有表里俱热者，宜通圣散、柴苓汤、人参白虎汤选而用之。

热有虚实

虚热者，多在大病之后，或温热，或潮热，或渴，或不渴，大小便如常，宜补之，竹叶汤、调元汤、地骨皮散主之。

实热者，面赤腮燥，鼻干焦，喜就冷，或合面卧，或仰面卧，露出手足，掀去衣被，大渴饮水，大小便秘，宜泻之。神芎丸、大金花丸。大便不通者，用胆导法。

或问：治热以寒，治寒以热，良工不能废其绳墨也。今治虚热，乃用温药者，亦有说乎？予曰：说见《内经》。实热者，邪火也，可以水制，可以寒折，故以寒治热者，逆治法也。虚热者，真火也，水不能制，寒不能折。唯甘温之剂，可以胜之。故以温治虚热者，从治法也。逆之从之，不离乎正。

按钱氏书中，有潮热发搐似惊者，附会之说也。盖热则生风，诸热不退，皆能发搐，不特潮热也。其以十二时，分五脏者固是，愚窃有疑焉。人身之气，昼则行阳二十五度，故昼则发搐，夜则明了者，此热在气分，宜小柴胡汤合白虎汤主之。夜则行阴二十五度，故夜则发热，昼则明了者，此热在血分，宜四物合桂枝汤主之。如昼夜发热者，此气血俱虚也，宜如前法，分表里虚实治之。如日晡潮热，乃胃中有宿食也，宜下之，小承气汤、三黄枳术丸主之。

如伤风发热，伤饮食发热，变蒸疮疹发热，胎热疳热，各随其类治之。

生犀散　治风热。

地骨皮　赤芍药　北柴胡　干姜各一两　甘草半两　生犀角末二钱

上为细末，每服一二钱，水一盏，煎七分，温服。

脱甲散　治夹惊伤寒，烦躁口渴。

柴胡 当归 龙胆草 甘草炙 知母各三钱 白茯苓二钱五分 人参 川芎各二钱 麻黄连根节，三钱 热甚加升麻、葛根。

上为细末，每服一钱，入连须葱白煎服。

黄连安神丸 治心热。

朱砂飞，四钱 黄连五钱 甘草五分

上为末，饼丸，黍米大。每服一、二十丸，灯草汤下。

木通散 治心肺热。

生地黄 木通 荆芥 地骨皮 桑白皮炒 甘草炙 桔梗各等分

上锉细，入生姜，水煎服。

地骨皮散 治夜热及潮热、虚热、病后余热。

知母 柴胡 甘草炙 人参 地骨皮初采者 半夏 赤茯苓各等分。

上为末，量人大小加减，入生姜，水煎。

升阳散火汤 治诸热在表者，宜发散之，乃火郁则发之也。

升麻 葛根 独活 羌活 人参 白赤芍各五分 防风二钱五分 柴胡八分 甘草生炙，二分 甘草生，二分

水煎。

牛黄凉膈丸 治上焦壅热，口干咽痛，燥烦涎潮。

马牙硝 寒水石 石膏各二两 甘草微炙，一两 胆星三钱 紫石英飞，五钱 牛黄 脑子 麝香

上为末，炼蜜丸，每一两分二十四丸。每一丸，薄荷汤化下。

神芎丸 治一切诸热，实者服之，虚者禁用。

大黄 黄芩各二两 牵牛头末 滑石各四两 黄连 薄荷叶 川芎各半两

上为末，水丸，随大小加减，温水下。

黄芩汤 治心肺蕴热，口疮痛，淋浊不利。

泽泻 栀子仁 黄芩 麦门冬 木通 生地黄 甘草 黄连各等分

上锉，入生姜一片，水煎。

竹叶汤 治虚热。

竹叶 石膏 半夏 麦门冬 人参 甘草炙 粳米

上锉，除粳米外，先煎众药成，去渣，入米再煎，米熟去米服。

柴苓汤，小柴胡合五苓散，通圣散，大金花丸，败毒散，凉膈散，河间凉膈散用硝黄，东垣凉膈散去硝黄，加桔梗，四顺清凉饮，十神汤，茵陈五苓散五苓散加茵陈。

一儿生下，便有目赤口疮之症，自是头常热，山根

青筋横截，幼疾甚多。予曰：此胎热也，其治在肝。小儿者纯阳之体，头者诸阳之会。肝为乙木，旺于春，乃少阳生发之气。经云：春气者病在头，故头常热也；肝之色青，故青筋浮露也。肝常有余，不治恐发惊风，乃用泻青丸去大黄加黄芩，为末，炼蜜为丸服之。自此头凉，青筋泯没，亦少病矣。

一儿发热，至日晡尤甚，其医作疟治，不效。又作潮热治，亦不效。予曰：此胃虚有宿食也。谓疟疾则寒热，有发有止；谓潮热，则发有时，如水之潮过即退，次日依时复发。此儿身尝温热，至申酉时则甚。故知是宿食发热也。彼曰：有所据乎？曰：出仲景《伤寒正理论》，阳明病证云：潮热者，实也，宜下之。以三化丸下之愈。

一儿惊风时热不退。群医有议用小柴胡汤者，有欲用竹叶汤者，有欲用凉惊丸者。予曰：大惊之后，脾胃已虚，宜温补之。三药寒凉，不可服也。乃作理中汤，用炒干姜，一剂热除。

己未冬十月，本府三守张公子，于初三日发热，初五日热益甚，目上直视，口多妄言，众医作风治，无效。时代巡在府，所属州县官各举其医，皆莫治。吾县大尹云阁朱公以全荐张公，亟召之。全往，此二十七日也，诊其外证，禀曰：公子病势将退，但肺热未除耳。

公曰：何如？全曰：三关黄润，两目精明，此病当愈。惟正面戴阳，喘气上息，此肺虚热也。公喜曰：予正忧其气喘，汝谓无妨，当用何药？全曰：小阿胶散。众医嗾而阻之。公不听，竟服一剂，其夕喘止热退，始求微食。二十八日早，公谓众医曰：汝等作风治，误矣。昨听汝等之言，则无此效，早请汝来，此儿不受苦也。众惭而退。二十九日，赐金驰驿而归。

幼科发挥 卷之三

脾经主病

脾主困，实则日晡身热饮水，虚则吐泻生风。

实则泻黄散、三黄丸泻之；虚则益黄散、异功散、小建中汤、调元汤、肥儿丸补之。

泻黄散 治脾热弄舌。

藿香叶七钱 山栀仁一两 石膏半两 防风四两

上锉，蜜酒炒微香，碾为末，水煎温服。

益黄散 治脾胃虚冷。

陈皮一两 青皮 诃子 甘草炙 丁香各二钱

上为末，水煎服，量儿大小加减。

治脾胃寒湿太甚，神品之药也，以补脾胃之虚误矣。病非呕吐、泻痢清白，不可服也。东垣云：丁香辛热助火，火旺土愈虚矣。青橘皮泻肝，丁香大泻肺与大肠。脾胃实当泻子，今脾胃虚，更泻子而助火，重虚其土，杀人无疑，故以异功散代之。

钱氏异功散 温中和气，治吐泻不思食及脾胃虚冷痛。

人参 白茯苓 白术 甘草炙 陈皮各等分

上为末，每服一钱半至一钱，水煎服。即四君子加陈皮。

调元汤 补脾胃，扶元气之圣方。益脾土，泻火邪，补元气之要药。

黄芪蜜炙 人参各等分 炙甘草减半

水煎服，不拘时服。

小建中汤 治脾胃中气虚损。加黄芪名黄芪建中汤。

白芍药酒炒 炙甘草各等分 肉桂减半

上锉末，水煎成剂，去渣滓入白饧一匙，再煎一沸，温服。

肥儿丸 小儿脾胃素弱，食少而瘦，或气强壮，偶因伤食，或因大病后瘦。此家传秘方也。

人参 白术 白茯苓 山药蒸 莲肉 当归身酒洗，各五钱 陈皮二钱 青皮 木香 砂仁 使君子 神曲各三钱 炙甘草 桔梗 麦芽各二钱上为末，荷叶浸水煮粳米粉糊丸，麻子大。每服十五丸、二十五丸、三十五丸、四十五丸至五十丸，米饮送下。

脾经兼证

诸困睡，不嗜食，吐泻。皆脾脏之本病也。昏睡身热，宜胃苓丸，琥珀抱龙丸主之。吐泻有冷有热，冷者不渴，理中丸主之；热者渴饮冷水，五苓散调天水散主之。

兼见肝证，初伤风吐泻，恶风发热，烦急顿闷，此宜发散，惺惺散主之。如先吐泻，后变慢惊风者，不治。

五苓散　能分阴阳，止吐泻，利小便，定惊悸。

猪苓　泽泻　白术　赤茯苓各等分　桂减半

上锉，或为末，水煎。加朱砂，名朱砂五苓散。加茵陈，名茵陈五苓散。

天水散一名六一散，一名益元散　除热止渴，化涎痰，利小便。

滑石飞过，六两　甘草炙，一两

共末碾匀，水调服。

惺惺散　治伤寒时气风热，痰涎咳嗽。

四君子加桔梗　细辛　瓜蒌根　防风各等分

上为末，小者每服一钱，大者二钱，入薄荷叶五片，水煎至七分，温服，锉亦可。

兼见心证，发热昏睡，梦寐惊悸，宜东垣安神丸主之。渴饮水，辰砂五苓散。

兼见肺证，发热昏睡，气促而喘者，宜葶苈丸主之。

葶苈丸 治伤食冲脾，伤风喘嗽，痰涎喘促者。

甜葶苈去皮隔纸炒 黑牵牛炒，取头末 防己 杏仁去皮尖，研为膏，各等分

上研和匀，取胶，枣肉去皮杵烂，入药再杵，丸麻子大。每服五至七丸，淡姜汤，食后临卧送下。量儿强弱加减。予今家传去黑牵牛，加萝卜子、真苏子炒入尤妙。

兼见肾证，羸瘦痿弱，嗜卧不能起者，宜脾肾兼补，补肾宜地黄丸，补脾宜养脾丸。如泻久便脓血者死。

补脾丸 此家传补脾之圣方，小儿脾常不足，宜此补之。

人参 白术 茯苓 炙粉草 白芍酒炒 黄芪蜜炙 陈皮 当归身 山药 莲肉各一两 神曲五钱 肉桂二钱五分

上为末，荷叶水煮粳米糊丸，如麻子大，用米

饮下。

一女嗜卧，发热项软，头倾倒不能举。诸医作风治，而持疑不决。予至见之，谓诸医曰：此阳虚病也。盖头者诸阳之首，胃者诸阳之会，此女必乳食伤胃，胃气不足，故清阳不升，而项软不能任元也。可服调元汤，一剂而安。人皆叹服。

脾所生病

经云：诸湿肿满，皆属脾土。

肿　病

肿有二。经云：面肿曰风，足肿曰水。凡肿自上起者，皆因于风，治在肺，宜发散之，所谓开鬼门者是也。鬼门，汗孔也。参苏饮合五皮汤主之。肿自下起者，因于肾虚，宜渗利之，所谓洁净府，是利其小便也。故仲景云：治湿不利小便，非其治也。宜五苓散加防己、槟榔主之。

有一身尽肿者，宜胃苓五皮汤主之，经郁则折之，谓上下分消，以去其湿，发汗利小便。此方是小儿者，胃苓丸煎五皮汤送下。

胃苓丸　此予家传十三方也。

苍术酒浸　厚朴　陈皮　猪苓　泽泻　白术　茯苓

各一两　甘草　官桂　果仁各三钱

上为末，水面丸麻子大，米饮下，此小儿常用之药，随病换引。

先翁治小儿肿，只用胃苓丸正方，顺取长流水，入灯心煎汤送下。每日午时，用五加皮煎汤，抱儿于房内无风处浴之。浴罢上床，令睡一觉，以薄被盖之，得微汗佳。如是肿消而止，未有不效者。

五皮汤

桑白皮　陈皮　生姜皮　茯苓皮　大腹皮

水煎。

经纪万邦瑞女，二十七岁。病肿甚异，寅后午前。上半身肿，午后丑前，下半身肿，上下尽消，惟牝户肿，小便难。诸医不能治，请予治之。予曰：经云：身半已上，天之阳也，宜发其汗，使清阳出上窍也；身半已下，地之阴也，宜利小便，使浊阴出下窍也。正上下分消，以去其湿之法。唯半夜阴户肿，不得小便，此又当从肝经求之。盖厥阴肝经之脉，丑时起于足，上环阴器。又肝病者，则大小便难，用胃苓五皮汤，发汗利小便也。内有茯苓，所以伐肾肝之邪，木得桂而枯，又以辛散其肝经之水，以温肾之真寒湿也。连服十一剂，而肿尽消去矣。

予奉先翁之教，凡肿微者，只用胃苓丸本方治之。

如面肿甚者，胃苓丸本方内，加紫苏叶二钱，苦葶苈隔纸炒一钱，以去肺经之风。足肿甚者，本方内加汉防己二钱，牵牛炒，取头末一钱。共为丸，灯心煎汤下。吾有一二人，不守先训，专用葶苈、牵牛为治肿之药，随消随肿，杀儿甚多。累吾之德，虽禁之不能阻也。

湖广右布政使孙，隆庆丁卯，入场监试，为《书经》、《礼记》总裁。有小姐病，留全司中调理，小姐误食菱角伤脾，面肿而喘，夫人忧之，命全进药，全立一方，用钱氏异功散加藿香叶，以去脾经之湿，紫苏叶以去肺经之风，一剂而安。场罢后，公出见其方，谓全曰：此方甚好，取笔札，令舍人孙环书记之。

小儿病嗽、病疟、病疮后肿者，皆虚肿也。如受风雨水湿之气而肿者，实肿也。通用胃苓丸主之，此家传之法也。

小儿诸肿，不问虚实，并用胃苓丸、五皮汤主之，此家传也。

如因喘嗽，面目浮肿者，宜消肿，葶苈丸主之。

如疟后遍身浮肿者，此因疟发之后，外中风邪，内伤冷水得之。宜胃苓丸，用长流水顺取，入灯心煎汤送下。更于日午浴之，法如前。

如无他病浮肿者，视其肿起之处，治之。如自面起，上半身先肿者，此风肿也，宜五皮汤加紫苏叶、防风主之；如从足起，下半身先肿者，此湿肿也，宜五苓散加防己、木通主之。

如肿久不消，气实能食者，宜利其水，商陆胃苓丸主之。肾者水之根，湿则伤肾，小儿久坐湿地者，多此疾。

如气弱食少者，只以补脾为主。脾属土，土能胜水，脾强则水去而肿消矣，宜参苓平胃散加藿香叶、紫苏叶、木香、砂仁，为丸服之。

有肾虚者，安肾丸服之。

有面目俱黄，遍身俱黄且肿者，此黄肿也，宜胃苓丸加茵陈服之。

如黄而不肿者，此疸症也。观其色之明暗，如黄而色鲜明，小便色黄且涩者，此热也，宜三黄金花丸主之。如黄色昏暗，小便不利者，此湿也，宜茵陈五苓散主之。

安肾丸　大肿不消，肾虚不纳水也。

川乌炮去皮尖　桂心各一两　白茯苓　白术　石斛酒炒　白蒺藜炒去刺　巴戟天　苁蓉酒洗，焙　故纸炒　桃仁微炒，去皮尖　萆薢各三两

上为末，炼蜜为丸，芡实大，每一丸，盐汤下。

胃苓五皮汤　治肿要药。平胃、五苓方见前。

共锉，取长流水，灯心煎服。

商陆胃苓丸　病肿气壮能食者，宜此治之。谓去菀陈莝洁净府也。

上共为末，水煮面丸，麻子大，每服五十丸至三十丸止，大便后快又服，衰其半而止。

一儿疟后肿，用胃苓丸，长流水煎，灯心汤下。又用浴法，调理二十日而安。

一儿病肿，有庸医假专门之名，不守家传之法，尝称得异人之术，用牵牛、葶苈，为治肿方之神药，作散服之，元气下陷，肚大坐不得卧，阴囊肿大，茎长而卷。予见之叹曰：脾土已败，肝木独旺，乃贼邪也，不可治矣。果死。

一儿病肿，腹大。彼自庸医妄谈，五日消一分。乃取绳子围其腹量之，投以牵牛、葶苈服之，利下数行，肿减十分之三，父母甚喜，约至五日再消三分。未三日又大肿，较大于前。庸医闻之走去，病势益甚而死。

一义子十五岁病疸，面目俱黄。予问之，对曰：伤食起，腹中大热又痛。乃立一方，用黄柏、栀子等分，大黄减半，以退其热；猪苓、泽泻、茯苓、苍术等分，以去其湿；枳实、厚朴、神曲以去其食积；茵陈蒿倍用，以去其黄。共为细末，酒糊丸，车前子煎汤下。三日后，吐去黄水二碗许，胸中不热。又二日泄三行，腹中不痛。十日以后，小便渐清，黄亦减矣此一段在疸门。

胀　病

胀病有二，属虚者多，实者少。东垣、钱氏等从虚治。《内经》云：太阴从湿，谓寒湿也，作热治者误矣，当以脉证辨之。实胀者，或因食积，或因癖块，先有物在胃肠中，而后胀形于外也，按则坚。宜消导以去之，不可攻之，攻之愈虚，不可治矣，宜胃苓丸主之。

虚胀者，或因吐泻、疟痢之后，脾胃久伤而病。此气虚在膜肓之外，其外虽胀，其中无物，按之则濡，扣之有声。不可外攻，攻之即死，宜用温补，钱氏**加减异功散**，作丸服之。

人参　白术　甘草炙，各一钱　陈皮　青皮　枳实炒　厚朴炒　半夏曲　黄连姜汁炒，一钱五分　木香　丁香　藿香叶

上共为末，神曲糊丸，麻子大，炒陈米汤下。

因于热者，必口干饮水，神识不清，无时谵妄，宜三黄丸、河间凉膈散，仍作胆导法。

河间凉膈散

连翘一钱　黄芩二分五厘　薄荷叶三分　栀子仁三分　甘草　大黄　朴硝各五分。

上用水一盅，竹叶五片煎，临熟入蜜一匙，去渣温服。

因于宿食者，必恶食吞酸，腹中时痛，宜三黄枳术丸方见后、木香槟榔丸主之。

因于积者，腹中阵痛，宜丁香脾积丸主之。

小儿腹胀，与大人不同，多因伤食得之，宜胃苓丸合丹溪保和丸主之。

如果伤食，腹胀或痛，吞酸恶食，大便不利者，宜木香承气丸主之。

木香承气丸

枳实炒　厚朴姜汁炒　槟榔酒浸，各等分　木香减半　大黄酒浸，分两同上三味

上为末，酒糊丸，麻子大，白汤下。

木香槟榔丸　治伤一切热积，兼治痢疾腹痛。

木香　槟榔　青皮去白　陈皮去白　莪术煨　黄连　黄柏　香附子　枳壳麸炒，各一两　将军炒　黑丑各加二倍。妇人加当归一两半，一方有黄芩、三棱分两不同。

上为末，水杵为丸，麻子大，姜汤下。

加减塌气汤　治腹胀。

荜拨　砂仁　青皮　陈皮　丁香　全蝎炒　莱菔子炒，各等分

共为末，神曲糊丸，麻子大，厚朴汤送下。

予外甥女，有食积脾虚病，出痘后又伤食，腹胀不喜食。予用胃苓丸方，加枳实，炒神曲、麦蘖、青皮，

作丸服之。

予孙，邦子也。先病疟，伤食成疳，又伤食，甚瘦，腹胀大而坚，见人则哭。予立一方，用人参、白术、白茯苓、甘草、半夏曲、枳实炒、厚朴、黄连、木香、莪术、砂仁、使君子、神曲、麦芽、鳖甲、夜明砂、当归、川芎等药。

一小儿泻后腹胀，予用加减塌气丸服之愈。

一小儿病久不退，腹大而坚，予用化癖丸服之愈。

一小儿五岁，腹大善食。予见之，谓其父母曰：乳多必损胃，食壅即伤脾。令郎腹大如是，又不知节，纵其口腹，吾恐肠胃乃伤，不成肠癖，必成疳也。后果成疳，肚大青筋。请予治，以集圣丸调理而愈。

一儿善食腹大，予用保和丸、胃苓丸二方，相间调理而愈。

一儿因伤食腹痛胀，医用药下之愈。又伤食腹胀，医再下之。予闻之曰：非其治也，误杀此儿。果半年而死。或问曰：何料神也？曰：有食饱伤胃而胀，法宜消导之，不可攻下也。有脾虚不能消食，食饱则胀者，此宜补脾，以助其传化之可也，岂可下乎？此儿初胀，食饱伤脾也，不行消导，乃下之，误矣。后又腹胀，则脾虚之病也，再三下之，不大误乎？屡下屡胀，故令郎腹大无纹，脐突背平而死。虽医之误，不听吾言，父母之过也。

腹中有癖，疟后多有之。儿有癖者，常作寒热似疟，不可作疟治也，癖去则寒热自止，家传消癖丸甚效。

消癖丸

人参　陈皮　三棱　莪术　木香　黄连　砂仁　鳖甲　枳实　夜明砂　使君子　干蟾　半夏曲　麦芽　海昆布

上为末，酒糊丸，麻子大，米饮下。

先翁治癖只用**香蟾丸**，此家传十三方也。

木香　人参　黄芪　当归　桔梗　三棱　莪术　鳖甲　绿矾　枳实　使君子　楝根皮　诃子各一两　干蟾七钱五分　黄连一两

上为末，丸如绿豆大，每服三、四十丸，水饮下。

腹痛有虫、有积

虫痛发作无时，随痛随止，发则面色㿠白，口吐涎沫，腹中痛作疙瘩，脉洪大，目直视似痫，宜下之，用木香槟榔丸，苦楝根白皮煎汤送下。先翁用雄黄解毒丸下之。小儿体弱者，不可下也，用**安虫丸**以渐去之。

莪术醋煨　木香　黄连　青皮　槟榔　使君子　白芜荑仁　白雷丸　苦楝根皮白者可用，赤者有毒。上各

等分

上为末，醋面丸麻子大，白汤下。

家训云：凡欲取虫，须于每月上弦前取之，虫头向上，若望后头向下，不可取也。

王小亭子善食，尝苦虫痛，予用安虫丸服之。三日后取下一虫甚异，约长一尺，身赤色，大如鳝，令人持其两头牵之，长二三尺，形如小线，放下依旧缩短。此虫母也。

胡泮西弟早卒，遗子，乃泮西夫人养之。尝苦腹中虫痛，请先翁治之，再三不效。复请予治之，予问先翁，曾用何药？翁曰：雄黄解毒丸。予问翁：再有别方否？翁曰：只此一方，用之屡效。予告翁云：此虫有灵，当设法取之。择定破除日，在每月初旬取之，勿令儿知也。隔夜煎下苦楝根汤，次日五更与其伯母议，用清油煎鸡子饼一个，先食之，后服药，故不与食。儿闻其香味，急欲食之，腹中如有物涌上心口，取药与服之，少顷心口之物坠下，以蛋食之，不食也。巳时，腹中大鸣，而泻下一虫甚异，约小指长，有头有手足，状如婴儿。予见之，惊曰：此云传痨虫也。泮西云：彼父痨死，母亦痨死，今此儿正三传也，幸去之矣。令一婢用铁钳夹之河中，以火焚之，有烟扑入婢口中，其婢亦病痨死。此男无恙，至今诵之。翁曰：汝用何药？如此神效。全曰：雄黄解毒丸，恐人知之，故秘之也。

本县户房吏阎姓者，麻城人也。子有虫痛，黄瘦，腹中时痛，口馋，如有肉食，则痛不发，一日无肉则痛发也。请先翁治之，翁命予往。见其子甚弱，不敢下，乃思一计，只用苦楝根皮，放肉汁中煮食之，单服二日，下虫如蝌蚪者一盆，色黄黑，后以养脾丸调理而安。阎厚谢。先翁谓先母曰：吾有子矣，往吾教他读书，医出于儒。先母闻之而喜。

一儿七岁，善食肉，尝病腹痛。其父问曰：积痛虫痛何如？予曰：积痛发有常处，手不可按，恶食而口干；虫痛无常处，喜手按摩，口馋而吐清水。此儿乃虫病也。以药取之，下虫大者十余条而痛止，未一月又痛。予曰：不可再取矣。如不去其虫则痛不除，积不除则虫又生，苟再取之，恐伤胃气不可也。乃立一方，仍用黄连、木香、槟榔去积为主，陈皮、青皮、三棱、莪术、枳实、山楂专去其积，使君子、白芜荑、川楝子、苦楝根皮专去其虫。等分为末，神曲糊丸，麻子大，米饮下，常服之。时下小虫，及下大虫如指大，约长一尺，乃虫母也。自后痛渐减。

或问：人腹中皆有蛔虫，何儿之虫独多也？予曰：小儿食伤成积，积化为虫。尝观草腐而化萤，木腐而生蠹，人脾虚而虫集，其理一也。或又问：虫之状有不同者，何也？曰：各从其脏变化也。如心属火化为羽虫，肝属木化为毛虫，肺属金化为介虫，肾属水化为鳞虫，脾属土化为倮虫，故蛔虫倮虫出于脾，为土化也。

积　痛

小儿腹痛，属食积者多。食积之痛，属寒者多。盖天地之化，热则发散而流通，寒则翕集而壅窒。饮食下咽之后，肠胃之阳不能行其变化转输之令，使谷肉果菜之物，留恋肠胃之中，故随其所在之处而作痛也。

如在胃中，犹是完物，在当心而痛，宜吐之，所谓高者越之是也，瓜蒂散主之。

其在小肠中，虽变化犹是糟粕，其痛在心之下，脐之上，宜辛温之药利下之，宜丁香脾积丸主之。

一小儿周岁，食肉太早，自此成积，日渐羸瘦，不思乳食。其父沙溪告予，请医治之。予取养脾去积丸，先服三日，后用脾积丸，鸡肉汤下。取下鸡肉一片，犹未化也。再服养脾丸调理而愈。

其在大肠者，水谷已分，传送广肠为疾也。其痛在脐之下，宜苦寒之药下之，木香槟榔丸主之。

如可吐者，不如盐汤探吐之法尤妙。如饮食之后便有胃口痛者，此宜吐之。如因旧日之积作痛者，不可吐之，恐伤胃气，宜小陷胸丸主之。

枳实麸炒，二钱五分　半夏　黄连姜汁炒，各二钱　草豆蔻炒，五分

上为末，神曲糊丸，麻子大，姜汤下。

王小亭一日胃脘当心而痛，请予治之，七日不止。予以手摸其胸腹，问在何处，惟心之下手不可近。予曰：吾差矣，何怪其药之不效也。凡腹痛手可按者，虚痛也。手不可按者，实痛也。实痛，非积则痰，故手不可按也。乃立一方，以枳实导滞丸、控涎丹二方内，择取枳实、黄连、半夏各二钱，木香、黑牵牛头末、白芥子炒、甘草等分，捣罗为末，用生姜自然汁和神曲作丸，麻子大。以沉香、木香、槟榔磨水下，或姜汤亦可。初服二十一丸，少顷痛移下中脘，又服七丸，至脐下，又服五丸，利下清水而止，乃知是脾痛也。复作枳术丸加青皮、陈皮、木香、砂仁、神曲、麦芽、山楂，调理而安。治痛者，其可忽诸。

凡腹中积痛者，只在肠胃之中。盖肠胃为市，物之聚也，脾主腐化而无所受故也，非客所犯，必不为痛。如有脾痛者，宜祖传**三圣散**主之。

苍术盐炒　香附子盐炒　良姜清油炒

共为细末，热酒调下。

吐　泻

吐出上焦，泻出下焦，乃肠胃之病也。脾在中焦，管摄乎上下之间。吐泻互作者，乃脾之病也。

夫人身之中，足阳明胃脉之气自上而下，足太阴脾脉之气自下而上，上下循环，阴阳交接，谓之顺而无病也。故胃气逆而为上，则为呕吐，脾气逆而为下，则为泄泻，吐泻之病，脾胃为之总司也。

《发挥》云：胃在上焦主内而不出，呕吐则不纳矣。肠在下焦主出而不入，有经泄泻，出则无经矣。观朱奉议《伤寒括》云：胃家有热难留食，胃冷无缘纳水浆，则吐泻之出于上焦也明矣。又张长沙《伤寒论》云：下利服理中不止，理中者，理中气也。治泄不利小便，非其治也，五苓散主之。不止者在下焦，**赤石脂禹余粮汤**主之，则泄泻出于下焦也明矣。

赤石脂一斤　禹余粮一斤

上水六升，煮取二斤，去渣，分三服。

又按：治泄利者，有四法焉：有用理中汤以治其里气者，有用五苓散以利其小便者，有用真武汤以温其肾者，有用赤石脂禹余粮汤以固涩其大肠者，不可不知其要也。盖肾开窍于二阴，主蛰藏者也，如门户然。泄泻不止，门户不要也，故以姜附以温之，闭其门户也。肠胃者，容受水谷之气，犹仓廪然。脾司出纳，乃仓廪之官也。吐泻之不止，乃仓廪之不藏，官之失其职也，故用参术以补之，封其仓廪也。下焦者，水谷注下之路，如沟渎然。小便不利者，沟渎之不能别也，故用猪苓、泽泻以利之，疏通其水渎也。大便不禁，沟渎之不能潴也，故用赤石脂、龙骨以涩之，塞其决也。

真武汤

茯苓　芍药、生姜各一两　附子一枚，炮，破八片　白术二两

上用水八升，煮取三升，温服七合，日三。

祖训治吐泻者，只用胃苓丸，吐以煨生姜汤，泄以一粒丹和之，炒米汤下。

一粒丹一名白玉丹

此亦家传十三方也。

寒水石煅，二两　白矾枯，一两

上为末，水糊丸，小豆大。每一丸，米汤下。

钱氏曰：脾主困，谓疲惫也，非嗜卧也。吐泻久则生风，饮食伤则成疳，易至疲惫也。此与肾主虚同。

论肾者，元气之主，肾虚则为禀赋不足之病；脾者谷气之主，脾虚则为津液不足之病。故小儿五脏之病，脾肾最多，肝心次之，肺又次之。

小儿吐泻，多因伤乳食得之。

如吐泻时不啼哭，不喜饮食，此伤乳食者也。初得之不可遽止，宿食未尽去也。宜换乳食，勿令重伤，吐泻益甚，非医之咎也。益黄散主之。

有热者胃苓丸，用东向陈壁土和生姜少许炒焦，入水煎汤，澄清吞下。泻不止，以胃苓丸、一粒丹合而服之，煎汤下，效。

如吐泻时，不恶风寒，喜人怀抱，此伤风吐泻也。宜发散，惺惺散。

如吐泻时啼哭，其身俯仰不安者，必腹中有痛，此霍乱也。内伤乳食，外感风寒得之。先治其里，宜理中汤加藿香；后治其表，桂枝汤；表里通治，藿香正气散。

一儿周岁，吐泻并作，时天大寒，医用理中胃苓丸服之，不效。予曰：此表里有寒邪，未得发散也。取益黄散与之，其夜得大汗而止。

一女岁半，与前儿同症，吐泻，此伤食也。前有外感风邪，故用益黄散，温其表里之寒；此只是伤食，用胃苓丸、一粒丹，陈壁土汤下，调其脾胃，消其食积，而吐泻俱止。

一儿暴吐泻，上下所出皆乳不化，用理中丸服之效。

一儿暴吐泻，上下所吐皆黄水，中有乳片，用二陈汤加黄连、姜汁炒，煎服效。

或问：二病同而治之，异者，何也？曰：所出之乳不化者，胃有寒也，故以理中丸急温之；所出乳片不化者，胃有热邪，热不杀谷，宜半夏、黄连以解之。此同病异治法也。

呕　吐

小儿呕吐，多因乳食之伤得之，非若大人有寒有热，然因于寒者亦有之。

呕乳、溢乳、哯乳，当分作三证治之。

呕乳者，初生小儿胃小而脆，容乳不多。为乳母者，无纵与之，勿令其太饱可也。子之胃小而脆，母之乳多而急，子纵饮之，则胃不能容，大呕而出。呕有声，而乳多出，如瓶注水，满而溢也。

溢乳者，小儿初生，筋骨弱，左倾右侧，前俯后仰，在人怀抱扶持之也。乳后太饱，儿身不正，必溢出二三口也，如瓶注水，倾而出也。

哯乳者，小儿无时，乳常流出，口角唇边常见，如瓶之漏而水渗出也，即吐露。

呕乳者，节之可也。溢乳者，正抱其身可也。二者皆不必治。哯乳者，胃病虚也，宜补之，理中汤丸加藿香、木瓜主之。

先翁治小儿呕吐，只用胃苓丸研碎，以生姜煨热，煎汤调下即止。

理中汤治呕吐，或有不止者，呕家不喜甘故也，必去甘草，加藿香之辛，木瓜之酸，用之效。

伤冷乳者，所出清冷，面㿠白者是也。宜益黄散，煨生姜煎汤调服。

伤热乳者，物出热，面赤唇燥者是也，宜六一散，煨生姜煎汤调服。

伤乳食，物出作馊酸气者是也。宜胃苓丸，煨生姜煎汤，研碎调服。

本县儒学教官陶，一子生八月病吐。诸医治之不止，汤丸入口即吐。诸医云：食入即吐，是有火也。欲作火治，用泻火药又不效。众医不能治，其吐益剧，即请予至议治。予曰：理中汤。师曰：服此方不得入也。予曰：用法不同。时有生员蔡一山，素与吾不睦，在旁笑云：不必多言，且看汝法何如也。予曰：汝亦不必多言，明早来问，始见吾之能也。此非试宏词博学科，何相忌耶？作理中汤剂，用猿猪胆汁、童便各半拌之，炒焦，以水煎服，药入立止。次早蔡生来问，师曰：果效。问是何方，曰：理中汤。蔡子又问何法，予曰：此在《内经》、《伤寒论》中，猪胆入溺，白通汤方下。兄归读之，自理会出来。师家问予曰：吾闻蔡子常妒汝，今信之。请言其法。予曰：吐本寒邪，当用理中汤煎药以止之，内寒已甚，格拒其阳，故热药入喉被寒所拒，不得入也。今胆汁之苦寒，童便之咸寒，下喉之后，两寒相得，故不复出。须臾之间，阴气渐消，阳气乃发，此热药须冷服，以主治格拒之寒，以止呕哕者是也。宋理宗呕吐不止，召医杨吉老治之，问：用何方？曰：辛热药也。帝曰：服之不效。吉老奏曰：热药冷服。药成放井中良久。澄冷进服，一啜而吐止，即此法也。师闻而喜之。后以六君子汤作丸调之。

王少峰次子，三个月病吐。请医治之。药乳不纳。予见其儿在乳母怀中以身伸弩上窜，呃呃作声，有发惊之意。乃取理中汤丸末子一分，用猪胆汁、童便各半匙，调分三服。初一次少停，略以乳喂一二口即止。又进一次，又乳之，其儿睡一觉，醒则呕止，不伸弩，不呃呃作声矣。予以是法教诸子止吐，活人甚多，乃良法也。

英山郑孔韶一女，辛丑三月患呕吐。请予往，视其证，乃伤食吐乳也。家人云：无。乃用理中汤去甘草加丁香、藿香，不效，又作胆汁、童便法，亦不效。四日后吐出饭半碗。予谓家人曰：此女数日不食，何以有此完饭也？吾言伤食，汝固曰无，劳吾心力，不得见效。遂取脾积丸授之，取下恶粪如靛。询之，果五日前外翁王宅归，所吐出之饭，即所食之饭也。壅塞肠胃，格拒饮食，所以作吐，下之即愈。

予思小儿呕哕不止，多是肝胆二经之病，故仲景猪胆人溺白通方，在厥阴病中。

新制一方　止呕吐不止之病。

吴茱萸　黄连各等分，锉

上用向东壁土一块，杵碎，用药放在铫中炒焦，入水煎一二沸，澄清服之。

凡治小儿呕吐止后，不可便与乳，其吐复作，非医之咎也。吐后多渴，禁与汤水，须使忍一时，渴自止也。若与汤水，转渴转吐不可止也。大人同。

有吐蛔者，胃寒甚也，宜理中丸，用乌梅与椒煎汤调服，神效。

寒水石煅飞，二两　半夏炮七次，七钱五分　白枯矾五钱

上为末，水糊为丸，麻子大，姜汤下。此家传十三方也。

因于寒者，食久则吐，其乳不化，宜理中汤加藿香、砂仁主之。

因于热者，食入则吐，其乳成片，宜理中汤加黄连、竹茹主之。

因于食积者，吐出馊酸气味，恶食，宜养脾消积

丸，甚者丁香脾积丸主之。吐止后，胃苓丸主之。

因于虫者，吐多清水，腹痛多啼，宜理中汤加木香槟榔丸主之。

呕吐药食不得入者，此胃中有寒，阴盛格阳也，宜理中汤入童便猪胆汁主之。

一儿初生即吐，医欲用钱氏木瓜丸，予阻之曰：不可。小儿初生，胃气甚微，初饮乳，或有乳多过饱而吐者，当令乳母缓缓与之，或因浴时客寒犯胃而吐者，当取其乳汁一杯，用姜葱同煎，少与服之。或因恶露涉水，停在腹中而吐者，宜以炙甘草煎汤而吐去之。如何敢用木瓜丸，以铁粉、槟榔之剂，重犯其胃中初生中和之气耶？故常语人曰：钱氏小儿方，非先生亲笔，乃门人附会说也。

一儿自满月后常吐乳，父母忧之，诸医不能止。一日问予，予曰：呕吐者，非常有之病也。今常吐乳，非病也。然孩儿赖乳以生，频吐乳者，非所宜也，恐伤气，不可不求其故。有母气壮乳多者，唯恐儿饥，纵儿饱足，饱则伤胃，所食之乳涌而出，此名溢乳，如瓶之注水，满而溢也，宜损节之，更服肥儿丸。

儿之初生，筋骨软弱，为乳母者，常怀抱护持可也，不然则左右倾侧，其乳流出，此名溢乳，如瓶之侧，其水流出也。能紧护持则不吐也。

有胃弱者，不能受乳而变化之，无时吐出，所吐不多，此名哺露，如瓶之漏，不能容受也，当补其脾胃，助其变化可也，亦以肥儿丸主之。

泄　　泻

泄泻有三，寒、热、积也。

寒泻者不渴，宜理中丸主之。

热泻者有渴，宜五苓散调六一散主之。

积泻者面黄，所下酸臭食也，宜**丁香脾积丸**下之，积不去泻不止也。

三棱煨　莪术煨　青皮去白，醋煮　良姜醋煮，各五分　丁香去蒂，三钱五分　木香　牙皂　百草霜各三钱　巴豆霜二钱五分

上为末，醋面糊丸，麻子大，随人加减。溯原汤，原物亦可。

胡三溪子，病泻不止，三溪自与甘大用同医，皆吾所传也，不效。其兄元溪云：今有璞玉于此，虽万镒必使玉人雕琢之。今学病，何不请密斋，尔与甘子能治之乎？时吾在英山，此子原结拜我，吾闻之即归。问其所用之方，皆不对证。观其外候，面色黄，所下酸臭，此积泻，宜下之，积去泻斯止矣。乃取丁香脾积丸，一服而安。其父问云：吾闻湿多成五泻，未闻所为积泻也。

予曰：《难经》有云：所谓大瘕泻者是也。湿成五泻者，有内因者，有外因者，有不内外因者。如因于风者，水谷不分，谓之飧泄；因于热者，水谷暴泄，谓之洞泻。因于寒者，水谷不化，谓之溏泻；因于湿者，水谷稠黏，谓之濡泻；此四泻者，外因之病，湿自外生者也。因于积者，脓血交杂，肠鸣腹痛，所下腥臭，谓之瘕泻。瘕者，宿食积泻之名，乃食癥也。此内因之病，湿自内生者也，有不内外因者，乃误下之病，有挟热挟寒之分，所谓肠垢鹜溏者也。又问：脾积丸乃取下之剂，何以能止泻也？曰：胃者水谷之海，肠者水谷流行之道路也。泄泻者，肠胃之病也。肠胃无邪则水谷变化，便溺流行，是为无病儿矣。今有宿食不化，陈腐之物，菀积于肠胃之中，变为泄痢，如源泉之水停积于中，流出于外，苟不溯其源而出之，则泄痢终不止也。故以脾积丸去其陈腐，此拔本塞源之法。按《本草》云：巴豆未泄能令人泄，已泄能令人止。脾积丸之治积泄，祖训当遵守也。予教诸子治泄泻，始终三法。

初用理中丸一服，不止，次用五苓散一二服分利，不止，三用白术散服之良。又不止，用参苓白术散调理，未有不效。再不止，用参苓白术散二分，豆蔻一分。

《发挥》云：《难经》五泻之论甚详，予论大肠泻、小肠泻、大瘕泻则易明。予论脾泻、肾泻，则难分晓也。且腑者府也，谓水谷所藏之府也，有所受则有所出；脏者藏也，乃魂魄神志意所藏之舍，无有所受，岂有所出哉？其脾泻者，即胃泻也，谓脾不能约束其胃，胃不能藏而泻也，故泻有属脾者，有属肾者。但自胃来者，水谷注下而多，自脾来者，则成黄糜，泻无度而少也。观仲景《伤寒论》中，大便不通者用脾约丸，其易明矣。肾亦脏也，谓之肾泻者，肾开窍于二阴，为闭藏之主，肾虚则不能主闭藏而水谷自下。且下焦如渎者，有所受则有所出也，但泻不同。《难经》云：其泻下重者，即肾泻也。观东垣先生《脾胃论》补中益气汤方，凡大便努责者，加当归身、红花。努责者，即下重，当归，红花以润血。盖肾恶燥，故用二物以润之。肾泻亦与大瘕泻同。泻者痢也，乃积滞之物，故痢曰滞下。况痢则腹痛，有肠鸣，有里急，有赤白。若肾泻则便时略难，却无里急后重之证，故云痢则下重也。古人立方治肾泻者，有用破故纸者，补其肾也，有用吴茱萸者，补其肝也，皆苦以坚之，辛以润之之法。今吾立方治脾泻者，只用参苓白术丸，治肾泻者，只用六味地黄丸加破故纸，甚效。

胃泻、大肠泄、小肠泄，三者不同。盖自胃来者，水谷注下而不分，所下者皆完谷也。此从寒治，宜理中丸主之。

自小肠来者，亦水谷注下而不分，则成糟粕而非完谷。且小肠为受盛之府，水谷到此，已变化而未尽变化也。治宜分别水谷，以五苓散主之，使水谷分利则泻止矣。

自大肠来者，则变化尽而成屎，但不结聚，而所下皆酸臭也。宜用《伤寒论》中禹余粮汤、陈文中痘疹方中肉豆蔻丸主之，此涩可以去滑之法也。

叔和云：湿多五泻。此本《内经》湿胜则濡泻之论。所谓五泻，则与《难经》之论不同，《素问》以脏腑分五泻，叔和以风寒湿热食分五泻。

如泻时有发热恶寒，水谷不分者，此风湿证也，谓飧泄。《经》云：春伤于风，夏生飧泄者是也。宜小建中汤加防风主之。若兼脓血者，胃风汤主之。

如泻时有腹痛，或吐或不吐，所泻者多完谷未化。此寒湿证也，宜理中汤主之。如泻时有腹痛，或痛或不痛，所下亦有完谷而未尽化者，此邪热不杀谷也。有成糟粕者，皆属热湿，以《伤寒论》中猪苓汤主之。如寒湿热湿，宜详辨之，属寒者不渴，属热者渴也。

如泻时水谷混下，小便少而大便多者，此湿泻也。有溏泻无度者，此久湿也。并宜五苓散主之。

如泻时有腹痛腹鸣之证，恶食，所下酸臭之物，此因宿食停滞于中而成湿，此食化为湿也。宜下之，积去泄自止也，丁香脾积丸主之。

泄泻二字，亦当辨之。泄者，谓水谷之物泄出也；泻者，谓肠胃之气下陷也。

猪苓汤

猪苓　泽泻　阿胶　滑石　茯苓各一钱

上水煎。

春月得之名伤风，其证发热而渴，小便短少，宜先清暑后补脾，清暑薷苓汤，补脾白术散。

夏至后得之，泻者有寒有热。渴欲饮水者，热泻也。先服玉露散以清暑止渴，后服白术散以补脾。

如不渴者，寒泻也。先服理中丸以温中补脾，后服五苓散以清暑。此祖传之妙诀也。

夏月水泻，其详在“因五邪之气所生病”条内，有案。

秋月得之，伤湿泻也。其证体重，所下溏粪，谓之濡泻。宜渗湿、补脾、利小便，胃苓汤主之，或升麻除湿汤。

冬月得之，伤寒泻也。其证腹痛，所下清水。宜温，理中丸或理中汤加熟附子少许主之，不止，宜豆蔻丸。

四时之中，有积泻者，面黄善肿，腹中时痛，所下酸臭者是也。宜先去积，后调脾胃，去积丁香脾积丸，调理脾胃胃苓丸。

治泻大法，不问寒热，先服理中丸。理中者，理中气也。治湿不利小便，非其治也，五苓散主之。更不止，胃气下陷也，补中益气汤，清气上升则不泻矣。又不止者，此滑泻也，宜涩之，豆蔻丸主之。此祖传之秘法也。

儿泄泻依法治之不效者，脾胃已衰，不能转运药性以施变化，只以补脾为主，脾胃既健，药自效也，白术散主之，常与无间。此予先父之秘授也。

久泻不止，津液消耗，脾胃倒败，下之谷亡，必成慢惊，所谓脾虚则吐泻生风者是也，故应补脾胃于将衰之先。宜用白术散补之，补之不效，宜用调元汤加建中汤急救。否则，慢风已成，虽使仲阳复生，不可为也详见慢惊内。

小儿泄泻，大渴不止者，勿与汤水饮之，水入则亦加渴而病益甚，宜生脾胃之津液，白术散主之。

久泻不止，发热者，此津液不足，乃虚热也。勿投以凉药，反耗津液，宜白术散主之；甚热之气，黄连丸主之。

白术散　治小儿泄泻烦渴。

四君子加木香　藿香各等分　葛根加一倍

上作大剂，水煎，常服，以代汤水。

黄连丸 治久泻发热，此虚热也。

黄连 干蟾炙，各二钱 木香 使君子各一钱 芦荟 夜明砂各七分

上为末，山药研粉，水糊丸，麻子大，米水下。

升麻除湿汤 治风湿作泻自下而上者，引而竭之。如脾胃甚弱，不思饮食，肠鸣腹痛，泄泻无度，小便赤涩，四肢困倦。

升麻 柴胡 防风 神曲 泽泻 猪苓各五分 苍术一钱 陈皮 甘草炙 麦芽各三分

上为末，水煎热服。

玉露散 治伤热泻黄方见后。与五苓散合和匀，名桂苓甘露饮，治热泻。此予心得之妙。

一儿有病，一日夜三五行，或泻或止，连年不愈，此脾泻也，胃苓丸加人参主之。

一儿无病，时值盛夏，医以天水散与之，谓其能解暑毒也。服后暴泻，医悔，用作理中汤，连进三剂，泻变痢疾，日夜无度，脓血相杂，儿益困顿，皮燥无汗，发聚成穗。请予治之。予曰：挟热而痢者，其肠必垢，泻久不止，则成疳泻。此儿初泻，本时行之病，非干天水散也。医当用天水散调五苓散服之可也。反以理中汤热剂投之，遂成挟热肠垢之病。皮燥发穗者，表有热甚

也；下痢窘迫者，里有热甚也。表里俱热，津液亦衰，事急矣。因制一方，用：

黄连　干蟾炙，各一钱　木香　青皮　白茯苓　当归身　诃子肉各一钱五分

共为末，粟米粉作糊为丸，每服三十丸，炒陈米汤下。十日后满头出小疖，身上发痱如粟，热平痢止而愈。噫！此子非吾无生矣。

一儿病泻，大渴不止，医以五苓散、玉露散皆不效，病益困，腮妍唇红。予见之曰：不可治也。泄泻大渴者，水去谷少，津液不足故也。法当用白术散补其津液可也，乃服五苓散、玉露散渗利之剂，重亡津液，脾胃转虚。《诀》云：大渴不止，止而又渴者死；泄泻不止，精神耗者死。父母不信。三日后发搐而死。

壬子经魁万宾兰，石泉翁之伯子也。翁得子晚，始生宾兰，爱如珠玉。周岁得水泻，一日夜十余行。翁善医，自作理中汤加诃子肉、豆蔻与之，不效。乃急请予至，叙其用药不效。予曰：《正理论》云：理中者，理中气也。治泻不利小便，非其治也。遂用五苓散去桂加甘草，一服泻止。三日后遍身发出赤斑，石泉惧。予曰：无妨。《活人书》云：伤寒病下之太早，热气乘虚入胃发斑。今夏月热盛之时，泻久里虚，热气乘虚而入，且多服理中辛甘之剂，热留胃中。今发赤斑，热自

里而出于表也，宜作化斑汤必易愈。翁曰：石膏性寒，非泻所宜。曰：有是病则投是药，在夏月白虎犹宜用也。一服而斑没热退。

本县大尹朱云阁公子病泻，十日不止。众医或用理中、五苓、益元、白术散等，皆不效，泻渴益甚。公亟召余至。视其外候，启曰：渴太甚当先止渴。公曰：当先止泻。余曰：病本湿热，水谷不分，更饮水多，则湿伤脾胃，水积肠胃。所泻之水，乃所饮之水也，故当先止其渴，渴止泻亦止矣。公曰：当用何方？曰：白术散。尹曰：已服过多。余曰：用之不同也。尹曰：用之不同别法乎？余曰：本方在常与服之，此常字便是法也。盖白术散乃治泻作渴之神方，此方有二法，人参、白术、茯苓、甘草、藿香、木香六味各一钱，葛根倍二钱者，泄泻久不止，胃中津液下陷也，故葛根倍用之，以升胃中之津液，此一法也。今人不知倍用之法，与六味等分同，故效少也。儿病渴者，汤水不离，今人不知常服之法，其以药常代汤饮之也。故所用之方虽是，所用之法不同，药剂少而汤水犹多，药少汤多，犹以一杯之水，救一车薪之火，水不胜火，如何有效？当作大剂煎汤以代汤水饮之。渴只饮本汤，一切汤水禁之勿与，则胃气上升，津液自生，渴泻止矣。尹闻而是之，果一剂治矣。不问泄泻痢疾，并宜服此，多多益善。不唯泄泻可止，亦不至脾虚生风也，真神妙方也，谨详述之。

公子脾胃素弱，常伤食。一医枳术丸、保和丸，其意常用枳术丸补脾，至伤食则服保和丸，不效。公以问余，予曰：此法固好，但专用枳术丸则无消导之药，初不能制其饮食之伤；专服保和丸，则脾胃之虚不能胜其消导，而反损中和之气。当立一方，七分补养，三分消导，则脾胃自强，不能再伤矣。公曰：甚善，汝作一方来看。余乃制用人参、白术、青皮、陈皮、甘草、木香、缩砂仁、山药、莲肉、使君子、神曲、麦芽为末，荷叶煨饭，捣烂为丸，米饮下，名之曰**养脾消食肥儿丸**。服后精采顿异，饮食无伤。公益喜，录其方，常久用之，亲书“儒医”二字，作匾赐之。

庠生胡逸泉，东郊翁之伯子也，周岁时得水泄。先请医甘大用，治之不效，复请予至。视之则肌肉消削，面色㿠白，时盛夏，凝汗不润，皮肤干燥，发竖，所下频并，略带后重，此气血俱虚也。按法治之，补中气，利小便，升举其阳，固涩其滑，次第调法，略无寸效。或曰：何如？予曰：术将穷矣，唯有一法未用耳。乃作疳泻治之，用人参、白术、白茯苓、甘草、陈皮、山药、当归、莲肉、砂仁、诃子肉、豆蔻、黄连、木香、干蟾为末，神曲糊丸，煎四君子汤下。服未二日，肤润有微汗，再一日，头上见出红疮，小便渐多，五日而泻止。后更以参苓白术散作丸服之，调理而安。

汪望峰长子城南，生一子，寄姊夫南河胡家养。南河尝语人曰：万老先生好小儿科，今子全作聪明，儿有病可请张祖兄医之，乃先生亲传。予亦与人会，药不执方，合宜而用，吾之活人多矣。试举其一二验者实之。

城南一子病泻，十余日不止，一向是张用药，以胃苓丸、一粒丹服之，皆无效。请予治之，望峰知其故，恐予不肯用心，取白金二两作利市。予叹曰：不在利市，只在信我也。我之治病，敢作聪明！皆先人之旧方，顾用之不同耳。盖治大病以重剂，治小病以轻剂，彼胃苓丸、一粒丹，岂治此重哉？乃取豆蔻丸五十，胃苓丸五十，陈仓米煎汤下。谓南河云：只此一剂而止，不再下也。南河初不听，泄止大悟，曰：良工不示以朴信乎？

湖广右布政孙小姐，五月病泻，至七月犹未止。诸医治之皆不效，差人召余。余往至，见其大渴，乃知津液不足也。不止其渴，泻亦不止，热亦不除也。公问余曰：数日可安？曰：三日止渴，五日止泻，十日热退，计十八日可安。公曰：病久矣，一月而安幸也。乃进白术散作大剂以代汤，须臾饮尽。予见其渴甚，再加制过天花粉二剂，其夜渴止，泄亦微止。次日又进一剂，渴泻俱止。三日热亦渐退。四日公又问余曰：小姐病未安，奈何？余告曰：初来时曾许三日止渴，五日止泻，十日退热，今日来五日，渴泻俱止，热亦渐退。耕当问农，织当问女，小姐贵体，余以身任之，唯足下宽量数日可也。公称谢，再用白术散减干葛，加陈皮，调治半月而安。公大喜，给劄付冠带、儒医匾、白金　十两。此万历元年九月初四日也，本县大尹唐百峰行之。

痢　疾

痢不问赤白，皆从积治。湿热者，食积之所主也。痢初得之，其法宜下，积不去，痢不止也。如吐泄后痢者，其积已下，不可再下，复伤胃气。可下者，木香导滞丸主之；不可下者，宜去积，**保和丸**主之。

陈皮五钱　枳壳炒，三钱　黄连姜汁炒，五钱　神曲　山楂肉　麦芽各三钱　莱菔子炒，三钱　槟榔三钱

上为末，水糊丸，麻子大，白汤下。

木香导滞丸

枳实炒　厚朴姜汁炒　槟榔各五钱　黄连　黄芩　黄柏　大黄各七钱半　木香二钱五分　黑牵牛半生半炒，取头末，二钱半

共为末，酒糊丸，小豆大，白汤下。

祖训只用**黄连丸**

黄连一两，净锉，用吴茱萸半两，水拌湿同炒，去萸不

用　木香五钱　石莲肉三钱

共为末，酒糊丸，麻子大，陈仓米煎汤下。此家传十三方也。

予教诸子治痢，只用保和丸、香连丸同服，万无一失。

郧阳抚台都御史孙小姐，自五月病痢，至七月未愈。差荆襄承差，取郧阳医官治之不效，遣承差王加宜取予，予往，病亟矣。至用人参、白茯苓、甘草、当归、白芍、黄芩、车前子、陈皮各等分，炒干姜少许，煎服，略差，五日大安。台晚饮间，问余云：诸医皆用木香、黄连，今汝不用，所用皆非治痢之药，而效者何也？余曰：此乃河间黄芩芍药汤方也，所谓调其气则后重除，养其血而痢止之法也。台云：小女前年在湖广病泄，今年在此病痢，皆五六月间，幸遇汝之良而安。然小女之遇汝，尔之遇我，非偶然。余叩首谢。

本县祝道士长子，七岁，病痢，半年不愈，求予治之。予与一方，用人参、白术、茯苓、甘草、陈皮、山药、黄芪、桔梗、木香、黄连、诃子肉、豆蔻、车前子、干姜炒、泽泻、神曲、当归、麦芽、白芍，为末，水面丸，米饮下。一月而安。名**和中丸**。

一女，十岁患痢久不止，脉洪数。或曰：下痢脉宜小，今脉洪数，恐难治。予曰：无妨。《玉函经》曰：

欲识童男与童女，决在寸关并尺里，自然紧数甚分明，都缘未散精华气。此童女脉宜如是，胃气当强，不久自愈。果数日痢渐止。

本县张大尹，有公子半岁，病赤白痢甚苦，用黄连一钱，木香五分，石莲肉五分，陈皮七分，干姜炒，二分，为末，神曲丸黍米大，陈米饮下。

痢疾渴者，七味白术散去干葛，加炒干姜、黄连、阿胶、乌梅主之。

痢若噤口者，宜参苓白术散加石菖蒲为末，陈米汤下。

痢疾脱肛者，只止其痢，痢止肛自不下矣。

泻后变痢后重者，胃气之下陷也；赤白者，肠垢之下溜也。水谷尽而肠胃败，故死。

痢后变泻，后重止者，湿热之气去也；赤白止者，陈腐之物尽也。肠胃通而水谷行，故生也。

凡下痢鲜血者，黑如屋漏水者，气促者，大吼如竹筒者，呕哕不食者，足趺肿者，身热脉大者，渴欲饮水者，只大渴者，面娇面青者，皆死证也。

初病痢者，腹中急痛，大便窘迫，小便赤涩，身热饮水，宜急下之。轻者三黄枳术丸，重者木香槟榔丸，去其陈垢，其痢自止。此时，邪气未动，正气未伤，故宜下之。若喜补恶攻，使邪气日强，正气日弱，不下之则积热不除，下之则脾胃俱弱，酿成大病，医之过也。

初病泄泻，渐变痢者，此时宿垢已去，不可再下。如有腹痛、里急后重之证，乃未尽之余邪也，宜去积止痢。去积，保和去滞丸；止痢，香连丸。

痢久不止者，名休息痢，家传和中丸。

或问：赤痢为热，白痢为寒，何如？曰：《原病式》论之详矣。痢下赤白，皆湿热也。赤者自小肠来，小肠者心之腑，心属火故其色赤；白者自大肠来，大肠者肺之腑也，肺属金故其色白。赤者属热，白者属湿，湿亦热也。《经》云：湿盛而热也。若初痢下鲜血者，非赤也，此风热之毒，宜剪红丸主之。如痢下瘀血，或如豆汁者，此湿气下血也，宜胃风汤主之。

或问：河间云，行气则后重除，养血则痢止。此千古不易之法也。今幼科治痢之方，不用其法，何也？曰：痢者，《素》云肠澼，《难》云大瘕泄，古云滞下。肠澼者，因于饱食也；大瘕泄者，食癥也；滞下者，积滞之物下出也。故云：无积不成痢。治法以攻积为先务也。积不去则气不行，去积所以行其气，而不里急后重也。热则伤血，痢久则伤血，去热止泄，所以养其血也。法虽不同，意则合也。

或问：丹溪云：先泻后变痢者，脾传肾也，难治；先痢后变泻者，肾传脾也，易治。何以言之？曰：脾主湿，湿胜则濡泻，泻者脾之病也。泻久不止，又变成痢，痢下后重，肾病也。如痢非真痢也，故后重者胃气之下陷也，脓血者，肠垢之下溜也。真气败而谷气绝，是谓难治。肾恶湿，小儿久坐湿地则伤肾，里急后重，便脓血者，肾之病也。痢久不止，忽变成泻，湿去而脾病在也。故里不急痛者，湿热之毒除也，便无脓血者，陈莝之秽尽也。肠胃通而水谷行，故易治。

或问：痢疾身凉脉静者生，身热脉躁者死，其然乎？曰：初病时邪气方盛，身热脉躁者多，不可呼为死证也。邪气盛则实，可急下之，邪去脉自衰，身自凉也。痢久而身热脉躁，则不可治也。脉静身凉，久痢之后，真气已虚之脉也，身宜温不可太凉，脉宜静不可太弱。《经》云：泻痢五虚者死，脉细一也，皮寒二也，少气三也，泄痢不止四也，饮食不入五也。此脉静身凉之言，不可执着也。

痢久不能食，或有食入即吐者名噤口痢。即《经》所谓五虚者死。古方虽多，无甚效者。大抵泻痢日久，津液已竭，脾胃虚弱，不能食也。宜以补脾为主，白术散去干葛，加炒干姜主之。能食者生矣，不能食者死。

痢久脱肛者，气血虚也，《素》云下陷者虚也。《难》云出者为虚。古方多用涩剂，如猬皮、木贼之类，此治其标也。当用河间行气养血之法，痢止后重除，肛肠自不脱出矣。加减八珍丸主之。

有痢下赤白青黑者，名为野鸡痢，用阿胶梅连丸主之。

有痢两膝肿大者，名曰鹤膝风，加味地黄丸主之。

保和去滞丸 治痢疾有积，胃弱不可重下。

陈皮五钱 半夏曲 白茯苓 枳实麸炒 厚朴姜汁炒 槟榔各五钱 莱菔子炒，二钱五分 木香二钱五分

上为末，神曲糊丸，麻子大，陈米汤下。

三黄枳朴丸 治湿热成痢，并有食积者。

黄连 黄芩 黄柏皆酒炒，各三钱 大黄酒煨，五钱 枳实麸炒 厚朴姜汁炒 槟榔各二钱

上为末，酒糊丸，麻子大，姜汤下。

胃风汤

八珍汤去地黄、甘草，加桂等分，入粟米同煎。

本方去桂，加连等分，吴茱萸减半，同炒为末，酒糊丸，可治远近血痢。

阿胶梅连丸 治痢无分久新、赤白青黑、疼痛证。

阿胶草灰炒成珠 赤茯苓 乌梅去核，炒 赤芍 黄柏炒 黄连炒 干姜炒 当归各等分

上为末，入阿胶和匀，水丸，麻子大，陈米饮下。

家传和中丸 专治休息痢。

人参 甘草 当归身 川芎 车前子略炒 猪苓

泽泻　神曲　黄连炒，各三钱　麦芽面　诃子　石莲子　干姜炮　肉豆蔻面煨　木香各三钱　白茯苓　白术　白芍　陈皮各三钱

上为末，酒糊丸，麻子大，陈米饮下。

加味地黄丸　治痢后鹤膝风。

地黄丸加牛膝　虎胫骨酥炙　白茯苓

共为末，蜜丸服。

加减八珍丸　治久痢脱肛。

八珍汤去川芎　白术　加黄连炒　阿胶土炒，各三分　木香三分之二减半

上共为末，水丸，麻子大，炒米汤下，多服佳。

剪红丸　治痢血神效。

当归身　黄连炒　槐角子炒　枳壳炒　荆芥穗　侧柏叶炒，各等分

上为末，酒煮面糊丸，麻子大，陈米汤下。

疟

疟疾不问新旧，并宜服平疟养脾丸。此家传之秘方也。

治有三方：初截、中和、末补。

初治法

初起有外因者，不问风寒暑湿之邪，并宜香苏散，

加紫苏、香附、陈皮、甘草，外加常山、槟榔、乌梅，于发日五更时服，得吐为善。盖吐中即有发散之义，不复作矣。有内因饮食不化，积而成痰，痰变为疟，宜平胃散，苍术、陈皮、厚朴、甘草，加常山、乌梅、槟榔，临发日五更服，或吐或下，痰积悉除，不复作矣。有不内不外因者，客忤中恶，梦寐颠倒成疟者，此邪疟也，宜四圣丸加家传斩鬼丹主之。

人身荣卫之气，昼则行阳二十五度，夜则行阴二十五度，故疟之昼发者，邪在阳分易治，宜用前法截之。夜发者不可截也，宜桂枝汤，桂枝、芍药、甘草，加当归、生地黄、桃仁，发出血中之邪自已。不已者，必须提至阳分，然后截也。升提宜柴胡四物汤加升麻、葛根，截宜柴胡汤加常山、槟榔、乌梅主之。

中治法

邪气渐强，正气渐衰，宜以养正去邪和解为主，柴苓汤主之。此和解之圣方也。服三剂后，加常山、乌梅以去其邪，二补一攻，常与调理，以瘥为度。

如有热多寒少，宜用柴胡白虎汤，寒多热少者，柴胡桂枝汤主之，二剂之后，间截药一剂。热多者，用常山、知母、草果、槟榔各一钱；寒多者，用常山钱半、丁香五分、乌梅一个为剂。各用酒一盏，浸一夕。发日五更服，如神。

末治法

疟久不退，谓之痎疟老疟也，邪气未尽，正气已衰，专以养正为主。使正气复，邪气自尽也。十全大补汤加陈皮、半夏、柴胡主之。食少者，去地黄加神曲。有疟母者，本方加青皮、神曲、九肋鳖甲醋服。

小儿疟久不退，腹中或左或右有块者，此名疟母，即癖也。疟后有此，经年不愈，常为潮热，其状似疟，面黄腹大，乃其候也。宜消去之，祖方用月蟾丸，今予立消癖丸。

小儿久疟成疳劳者，集圣丸主之。

疟后浮肿者，胃苓丸主之。

疟后与泄痢并作者，宜柴苓加槟榔、乌梅主之。盖小柴胡汤治疟，五苓散治泻痢，槟榔、乌梅疟痢必用之药也。

平疟养脾丸　此吾家传治疟之神方也。

人参　白术　白茯苓　甘草炙　当归　川芎　陈皮　半夏曲　苍术米泔浸炒　厚朴姜汁炒　柴胡　黄芩　猪苓　泽泻　草果　常山　青皮　辣桂　九肋鳖甲酥炙，各等分

上一十九味，共研末，于五月五日及三元八节天月德，要安普护福生除开破日修合，酒煮曲糊丸，麻子大，陈米汤下。

消癖丸 专治疟母，食癥痰癖，饮成癖并治。

三棱即鱼形者 莪术各醋浸炒 陈皮 枳壳麸炒 厚朴姜汁炒 山茱萸 使君子 夜明砂 黄连炒 木香 干姜炒，各二两 海藻洗净，半两 神曲 麦芽 半夏曲二钱 干蟾炙 九肋鳖甲醋炒，各三钱

上为末，酒煮面糊丸，麻子大，米饮下。

家传斩鬼丹 截疟神效。

黄丹研 独头大蒜研烂如泥

上于五月五日午时，至诚修合。用蒜泥和丹同杵，众手为丸，随人大小。发日五更，取长流面东下。

四圣丸 治疟有效。

穿山甲去筋膜，灰炒拌，一两半 鸡骨常山 乌梅去核，焙 槟榔各一两

上为末，糯米糊丸，随人大小，黄丹为衣。每服二十五丸至三十丸，临发日五更面东，温酒送下。

柴胡桂枝汤 治疟疾寒多热少者。

用小柴胡汤：柴胡二钱五分，黄芩、半夏各一钱，人参一钱半，甘草五分；合桂枝汤：桂枝、芍药、甘草，加栝蒌根、牡蛎、干姜炮、姜、枣同煎。

柴胡白虎汤 治热多寒少者。

用小柴胡汤合白虎汤：石膏五钱，知母二钱，甘草一钱，入粳米、生姜同煎。

一儿岁半病疟，二日一发，久不愈，其儿黄瘦，面浮腹胀，予用平疟养脾丸治之愈。

一儿病疟，医以柴苓汤投之，调理二十日不效，予用平疟养脾丸治之效。

一儿病疟，医用截药，内有砒丹，三截之，遂成疳疟，其父懊恨前药之误也。予用平疟养脾丸治疟，集圣丸治疳，调理一月而愈。

一女先惊后疟，疟久成疳，予用集圣丸调理一月而安。

一儿先疟后惊，予用调元汤、琥珀抱龙丸治之而即安。

一儿病疟，一日一发，予用家传斩鬼丹截之，止三日，后又发，再截之，凡三截，俱三四日又发，其父怪问之。时六七月枣熟，予疑其必啖生枣，故止而复发也。问之果然，乃禁之。先用胃苓丸调理三日，更以斩鬼丹截之，遂愈。

汪南汀季子，七岁，病疟三年。诸医治之无效，乃请予治之。予视其外候，面色黄白，山根带青，腹大而坚。曰：此久疟成癖，癖在潮热。当与补脾消癖，疟热自除，恨无九肋鳖甲耳。南汀求得之，因制一方，用人参、白术、陈皮、青皮、三棱、莪术、木香、砂仁、当归、川芎、黄连、柴胡、鳖甲，以上各等分，上为末，神曲糊丸。炒米煎水，日三服，调理五十余日而安。

陆陈巷李宅，一女七岁。戊戌秋先患外感，后变疟，因用截药变作痢，至冬痢虽止，疟益甚。请予往，视其外候，大骨高起，大肉陷下，发稀目陷，面黄鼻燥，不思饮食，唯啖莲肉，乃内伤脾虚疳痨证也。时有江西医人万鼎在彼，谓不可治。予曰：无虑，吾能治之，至春必愈。用集圣丸一料，服至次年二月，果安。

一儿病疟，间日一发。予依祖训，当用胃苓丸补之，发日以斩鬼丹截之，调理半月，以渐平复。适有麻城丁医至，见儿未大好，谓其父曰：我有秘方，只一剂而愈。其父惑之，不知其所用者何方也，将进一剂，疟即大作矣，更甚于前。予笑其医云：只用秘方，令吾前功尽废，又劳调理也。其父悔且怨医，辞去之。予调理一月而愈。

一儿久疟成癖，因癖生热，或三五日一发，发则十余日不止。常在申酉时，但不寒颤，又微恶寒即发热，热亦不甚，发过不渴，不头痛。予用消癖丸、平疟养脾丸相间服之，半年而愈。

一儿疟后腹胀，用加减塌气丸，服之愈。

疳

疳证，此小儿科之极病也。虽有五脏之不同，其实皆脾胃之病也。幼科书论诸疳，头绪太多，法无经验，无可取者。唯钱氏分肥、瘦、冷、热四者，庶为近理。而以初病者为肥热疳，久病者为瘦冷疳，似有虚实之分，不知疳为虚证，曾有实者乎？至于治瘦冷疳方，上有续随子，未免虚实之失，故予尝曰：钱氏方论，非先生之亲笔，乃门人附会之说也。今乃推先生之意以补之，曰：儿太饱则伤胃，太饥则伤脾。肥热疳，其食多太饱之病乎，瘦冷疳，其食少太饥之病乎。如审其食少者肥儿丸，食多者集圣丸主之。

小儿乳少者，父母尝以他物饲之，儿之性只求一饱，或食太多，或食太少，所以脾胃受伤，生此疳病也。

蕲水陆沉巷李黄之妻，程希南之女也。新寡，止有一女，初病疟，又病痢，瘦，发热少食，日啖莲肉五六枚。请予往治之，予与集圣丸。时有江西一医万鼎在彼，曰：难治。鼎尝问予运气之说，予详教之，彼本不知，唯唯耳。予谓鼎曰：明年二三月，来看此女之长大也。次年三月半，其母在程氏宅，请予谢之，命其女拜，云：小女服后，一日改变一日，非昔日比也。

庠生王闲一子周岁，因食猪肉受伤，肢体瘦削，使人求药。予问其详，乃食积疳，似有余。取脾积丸五粒与之，教以猪肉汤吞下，果下一块，如小指头大、涎沫夹裹，其子顿安。

集圣丸 治疳通用。《丹溪心法》黄连、干蟾三钱，余味皆二钱。

黄连 干蟾炙存性 青皮 陈皮 莪术 使君子 砂仁各一钱八分 芦荟 夜明砂淘去灰土，焙干 五灵脂各二钱三分 归身疳痨加 川芎各三钱 木香一钱八分

集圣三钱君子，干蟾连与前平，二钱莪荟木香青，灵夜明砂缩净。疳痨当归钱半，川芎十二字增，蟾汁粟米丸饮吞，脾弱肥儿丸并。

并为末，粟米粉作糊丸，入猪胆汁二枚，丸如粟米大，米饮下。

王三峰长子患疳瘦，请予治之。见之曰：此乳少病也。父曰：乳极多。予即辞退，归谓其友胡三溪云：王子病疳，乃乳少也。彼云乳多，不听吾言，今成疳矣。时胡会川在座，闻言而退。后三溪云：病者，会川之婿，闻兄之言不悦而归。予曰：非也，必往邀三峰兄同来也。少顷果同至。三峰自诉云：我南监坐监时，一子病疳死。今此子病，我心甚虑，今特来登问。此儿讨个乳母养，有乳无乳，实不知也，今夜归家看仔细。明日来报，果无乳也。日则嚼饭喂，夜则一壶冷米汤灌之，奈何？予曰：不易乳母，治之无功。易之则儿恋其乳母之爱，母依其儿衣食之计，请权择乳母佐之，昼则抱

之，夜则乳之，自然日久情熟，事两全矣。乃作肥儿丸一料服之，两月而安。

肥儿丸

人参　白术　白茯苓　炙甘草　陈皮　青皮　山药　莲肉　当归　川芎　使君子

共为末，神曲糊丸，米饮下。

胡凤崖子病疳，但多食则腹痛，请予治之。予曰：人以谷为本，谷入作痛，岂新谷作痛乎？必有旧谷为积，未能消去，故新谷相持也。岂有绝谷食之理，乃作养脾消积丸，服之安。

胃苓丸

钱氏异功散即四君子汤加陈皮　加木香　青皮　砂仁　使君子　枳实炒　黄连炒

上共为末，神曲糊丸，米饮下。

疸

疸有二证：有因天地湿热之气而发也者，有因水谷之湿热而发也者。

小儿之病，多因湿热食积，与大人不同，宜**茵陈胃苓丸**主之。

胃苓丸末，一两　茵陈末，五钱

碾匀，神曲糊丸，灯心煎汤下。

小儿十四岁病疸，面目俱黄。用：

黄连　黄柏　栀子仁　茵陈　猪苓　泽泻　枳实　厚朴各二钱　大黄一钱

上为末，神曲糊丸，陈米汤下。初服二日，吐宿冷黄水二三碗，又二日利三行，五日退。

调理脾胃

人以脾胃为本，所当调理。小儿脾常不足，尤不可不调理也。调理之法，不专在医，唯调乳母，节饮食，慎医药，使脾胃无伤，则根本常固矣。

脾喜温而恶寒，胃喜清而恶热，故用药者偏寒则伤脾，偏热则伤胃也。制方之法，宜五味相济，四气俱备可也。故积温则成热，积凉则成寒。偏热偏寒，食也，食多则饱，饱伤胃；食少则饥，饥伤脾。故调脾胃，宜节饮食，适寒温也。奈今之调脾胃者，不知中和之道，偏之为害，喜补而恶攻。害于攻者大，害于补者岂小小哉？

儿有少食而易饱者，此胃之不受，脾之不能消也。宜益胃之阳，养脾之阴，宜钱氏异功散合小建中汤主之。

人参　白术　茯苓　炙甘草　陈皮　白芍　当归　桂皮各等分　木香　砂仁各减半

上为末，神曲糊丸，麻子大，米饮下。

儿有多食而易饥者，此脾胃之邪热甚也。宜泻脾胃之火，**三黄枳术丸**主之。

枳实　白术　黄连　黄芩　大黄煨，各等分

上共为末，神曲糊丸，麻子大，白汤下。

本县大尹朱云阁公子，常有脾胃病，向是韩医生调治。平时服养脾丸，伤食服保和丸，未有宁日。一旦问余云：闻汝小儿甚精，小官人脾胃久虚，汝可治之？余曰：当攻补兼用，不可偏补偏攻。韩医云：密斋非所长也。如专补脾胃则饮食难化，如专消导则中气易耗。尹不听，曰：汝进一方来。乃进**养脾肥儿丸**，用：

人参　白术　甘草　陈皮　枳实　木香　茯苓　砂仁　山药　莲肉　麦芽　神曲　山楂　青皮

共为末，荷叶浸水，煮粳米饭丸麻子大，米饮下。修合服之大效，再无脾胃之病。尹犹相信赐匾。

乳母者，儿之所依为命者也。如母壮则乳多而子肥，母弱则乳少而子瘠，母安则子安，母病则子病，其干系匪轻。盖乳者血所化也，血者水谷之精气所生也。饮食入胃，气通于乳，母食热则乳亦热，母食冷则乳亦冷。故儿伤热乳者则泻黄色，黄芩芍药汤加黄连主之，伤冷乳则泻青色，理中丸主之。乳多者则绝之，不尔令儿吐乳也。乳少者，宜调其乳母，使乳常足。不可令儿饥，以他物饲之，为害甚大。调乳母宜加减四物汤、猪蹄汤主之，乳母忌酒、面、生冷，以及一切辛热之物，常作猪蹄汤与之甚良。乳母经闭、经漏，宜请医治之，恐乳少也。

一小儿食肉早，得脾胃病，或泄痢，腹大而坚，肌肉消瘦也，已成疳矣。其母日忧，儿病益深，予见悯之，乃制一方，人参、黄芪蜜炙、白茯苓、白术、粉草、当归、川芎以补脾胃、养血气，陈皮、青皮、半夏曲、木香、砂仁、枳实、厚朴、神曲、麦芽面以消积，三棱、莪术煨、九肋鳖甲醋煮以消癖，黄干蟾烧灰存性、使君子、夜明砂以除疳热。共二十三味碾末，粟米糊丸，麻子大。每服二十五丸，炒米汤下，调理而安。

乳食，儿之赖以养命者也。《养子歌》云：乳多终损胃，食壅即伤脾。甚矣，乳食之不可不节也。《难经》云：补其脾者，节其饮食，适其寒温。诚调理脾胃之大法也。盖饱则伤胃，饥则伤脾，热则伤胃，寒则伤脾。今之养子者，谷肉果菜，顺其自欲，唯恐儿之饥也。儿不知节，必至饱方足。富贵之儿，脾胃之病，多伤饮食也。贫贱之子无所嗜，而脾胃中和之气不损也。伤之轻者，损谷自愈。伤之重者，则消导之，宜胃苓保和丸、养脾消积丸主之。伤之甚者，则推去之。审其所伤之物，如伤热食者，三化丸、三黄枳术丸、木香槟榔丸；

伤冷物者，宜三棱消积丸、丁香脾积丸主之。如脾胃素弱食少，但过食则伤者，补脾进食，肥儿丸要药也。

一富家生子甚弱，结义予为家公。予重其义，朝夕戒其乳母，乳食不可太饱，或时以烂粥嚼而哺之，其一切肉果、饼粑、甘肥、生冷之物皆禁之。或有小疾，专以补脾胃为主。其子自幼至长，亦无大疾，今气实力壮，饮食多而不伤，寒暑不能侵，南北奔走不为劳。尝语人曰：生我者父母也，养我者万家公也。

一儿生二月，忽昏睡不乳。予以日计之，非变蒸也。视有二乳母，皆年少气壮者，其乳必多，更代与之，必伤乳也。戒以今且损之，令饥一日自愈，后宜绝之；只用一乳母可也。次日果安。父母如其教，亦无伤食之病。

医药者，儿之所以保命者也。无病之时，不可服药。一旦有病，必请专门之良，老成忠厚者。浮诞之粗工，勿信也。如有外感风寒则发散之，不可过汗亡其阳也；内伤饮食则消导之，不可过下亡其阴也。小儿易虚易实，虚则补之，实则泻之，药必对证，中病勿过剂也。病有可攻者急攻之，不可喜补恶攻，以夭儿命。虽有可攻者，犹不可犯其胃气也。小儿用药，贵用和平，偏热、偏寒之剂，不可多服。如轻粉之去痰，硇砂之消积，硫黄之回阳，有毒之药，皆宜远之。故发散者宜惺惺散，消导者宜保和丸，虚实补泻，按钱氏五脏补泻之方加减用之。误服热药者，宜大豆卷散主之；误服寒药者，宜益胃散主之；汗下太过者，宜黄芪建中汤主之。

小儿久病，只以补脾胃为主，补其正气，则病自愈，宜养脾丸，加所病之药一二味在内服之。

或问脾胃补泻之味。予曰：天食人以五气，地食人以五味。五气者，寒热温凉平也；五味者，酸苦辛甘咸也。气为阳，阳不足者补之以气；味为阴，阴不足者补之以味。故肝属木，味以辛补酸泻，气以温补凉泻；心属火，味以咸补苦泻，气以热补寒泻；肺属金，味以酸补辛泻，气以凉补温泻；肾属水，味以苦补咸泻，气以寒补热泻。是四脏者各属一季，味则逆之，气则从之，以补以泻也。至于脾胃属土，寄于四季，无定位，无从逆也，故于五味相济，四季均平，以中和为主，补泻亦无偏胜也。况脾喜温而恶寒，胃喜清而恶热，偏寒偏热之气，因不可以专用，而积温成热，积凉成寒，虽温平、凉平之药，亦不可以群聚久服也。经云：治热以寒，温而行之；治寒以热，凉而行之。斯为善矣。

一人自知医，生一男，谓小儿脾不足，作补丸服之。至于有疾，不肯请医，亦自治之。予曰：小儿无病，不可服药，古人所谓无病服药，如壁中安柱。此言何谓也，五行之理，偏胜则寒。病必请医，如耕当问农，织当问女之意也。医不三世，不服其药，自非专门之术，而病之虚实，药之良毒，吾恐必误也。

一儿八岁，形气甚弱，其父责令读书。予见之，谓其父曰：令郎形气弱，当怀保之，不可一于严也。乃留养脾丸、肥儿丸与之，调理半年。后病成疳矣，先请一老医，不知幼科，谓之伤食，用一粒金丹服之，病乃剧。请予，予曰：前与养脾丸、肥儿丸服尽乎？曰：未服也。又问曰：今服者何方也？曰：一粒金丹。予辞曰：不可治矣。一粒金丹内有草乌、巴豆大毒之药，岂可常服者乎？此儿脾胃素弱怯，食少而瘦，故以肥儿丸调理，应服而不服。一粒金丹大伤犯胃气，此不应服而服。伤之重伤，谓之虚死，死在旦夕。后果死。

一庸医狂悖，借父祖专门之名，自称得异人之传，妄立方法，变乱绳墨。尝语人曰：吾能知人之脏腑有病而去之，知其所伤之物而取下之，知其疾之顺逆而预解之。言大而诞，人皆信之。时有富家杨姓者，生二子，闻其名而交结之，礼意恳至。盖为其子之未出痘也。后一子出痘，因热以汤蒸汗而死，小子因服附子，毒发痈，亦死于医之手，惜哉！

监生胡笃庵咳久不止，汗之不可，下之不可，因于表里之邪俱甚也。自制一方，用苏叶、薄荷叶、桑白皮末、杏霜、栝蒌霜、桔梗末、甘草末各等分，虚者加阿胶。上炼蜜为丸，白汤下，或口中噙，五日而安。后以此方治人屡效。

黄芩芍药汤 治伤热乳而泻黄。

条芩 白芍药各等分 甘草减半 加黄连等分

上水煎服。

加减四物汤 治妇人乳少。

当归身 川芎 生地 麦门冬 桔梗 人参 生甘草各等分

共锉，水煎服。更用猪猪蹄新汲水煮烂，和汁食之。

三化丸 去胸中宿食，菀莝之热。

枳实麸炒 厚朴姜汁炒 大黄各等分

上为末，神曲糊丸，麻子大。每服量大小虚实，温水下。

家传保和丸 补脾胃，进饮食，治一切食积。

白术 陈皮 半夏曲 白茯苓 神曲各三钱 枳实炒 厚朴姜汁炒 香附子酒浸 山楂 麦芽曲各二钱五分 黄连姜汁炒 连翘去子 莱菔子各二钱

共为末，荷叶浸水，煮粳米糊丸，麻子大，姜汤下。

三黄枳术丸 治伤肉食面饼，并辛辣肥厚一切热物。

黄芩酒炒　黄连酒炒　大黄酒煨　神曲　陈皮　白术各一两　枳实五钱

上为末，荷叶浸水，煮粳米糊丸，麻子大，白汤下。

三棱消积丸　治伤生冷，一切硬物冷积。

三棱炮　莪术炮　神曲各一钱　青皮　陈皮　小茴香　巴豆和米炒焦黑，去米，各五钱　益智仁　丁香各三钱

上醋面糊为丸，麻子大。量人加减，生姜汤下。

益胃散　治误服寒药过多，伤其脾胃者。

陈皮　黄芪蜜炙，各七钱　益智仁　白豆蔻　泽泻　干姜炒，各三钱　砂仁　甘草炙　藿香叶　厚朴制　人参各三钱　一方有姜黄三钱

上为细末，每服五分至一钱，姜枣煎汤下。

大黄豆卷散　治误服热药，此解之。

贯众　板蓝根　甘草　大豆卷以无根水浸，生卷是也，日干，各等分

上为细末，每服半钱，井泉水煎饮。

幼科发挥卷之四

肺脏主病

肺主喘，实则闷乱喘促，好饮水，有不饮水者；虚则哽气，长出气。

实则泻白散、葶苈丸泻之，虚则阿胶散、生脉散合甘桔汤补之。

泻白散 治咳嗽而微喘，面肿身热。

桑白皮蜜炒 地骨皮各等分 甘草减半

上入粳米，水煎服。

阿胶散 治久嗽肺无津液。

阿胶粉炒，一两半 大力子二钱五分 马兜铃半两 甘草一钱半 杏仁去皮尖，七个 粳米

上为末，每服量加减，水煎服。

生脉散合甘桔汤 久嗽肺虚。

人参一钱　麦门冬二钱　五味子十粒　苦梗一钱

上锉，分五剂，每剂入阿胶五分，水煎。

肺脏兼证

诸气喘促，上气咳嗽，面肿，皆肺脏之本病也，**加味泻白散**主之。

桔梗　防风各二钱　甘草一钱　地骨皮一钱二分

兼见肝证，由中风得之，鼻流清涕，恶风喘嗽，宜发散，加减参苏饮主之。

如久咳嗽，变风疾不治。如钱氏所谓三泻肝，而肝病不退，三补肺而肺证尤虚是也。

一小儿二岁，久病嗽，时十月初，请予治之。予曰：不可治矣。父问其故，予曰：嗽者，肺病也。四时之病，将来者进，成功者退。十月建亥，金气已衰，木气始生。吾观令郎面色㿠白，肺之衰也；头摇手摆，肝之风也。肺衰风生，作搐而死。果不治。

兼见心证，发热饮水，喘嗽闷乱，此心火胜也，宜凉膈散加知母、石膏主之。

久嗽不止，黄连阿胶丸。黄连、赤茯苓能抑心火，肝得其清。

兼见脾证，咳则吐，此伤乳食而喘嗽不安，宜葶苈丸、小陷胸加大黄主之。

一儿泄泻后，病咳而喘，上气急，予用芎蝎散，效。

一女子脾胃素弱，一日啖生枣，病腹胀而喘，其母忧甚，恐夫知食以生冷也。予曰：勿忧，乃作钱氏异功散，加藿香叶以去脾经之湿，紫苏叶以去肺经之风。一大剂而胀消喘止。

一女子素有喘病，发则多痰，予用补肾地黄丸服之。或怪而问曰：喘者，肺腑也。今补肾何也？予曰：肺主气，肾则纳而藏之。痰涎者，肾之津液所生也，哮喘吐涎，乃气不归元，津液无所受也。果服此丸而安。

加味泻白散

上泻白散加苏叶、桔梗是也。

参苏饮　治伤风咳嗽。

上参苏饮：苏叶　陈皮　前胡　枳壳　桔梗　半夏　茯苓　干葛　甘草　人参　木香

众药皆等分，甘草减半是也。

东垣凉膈散　治心肺热。

连翘　甘草　栀子　薄荷　桔梗各等分

乃河间凉膈散去硝黄加桔梗是也。

黄连阿胶丸　治肺热或咯唾血。

黄连三钱　赤茯苓二钱　阿胶炒，一钱

上以莲肉为末，水调胶和，众手丸麻子大，米饮下。

小陷胸加大黄汤 治痰壅喘促，以代葶苈丸。

黄连 半夏 枳实 栝蒌 甜葶苈 大黄各等分

上锉，先以水煎栝蒌一沸，入药煎七分，食后服。

芎蝎散 治脾虚上气喘息急，呕吐痰涎，足胫冷者。

川芎 荜拨各一钱 蝎梢去毒，三分 半夏酒浸一宿，水洗七次，焙干 细辛各二分

上为极细末，热汤调，稍热服。

肺所生病

诸气上逆喘逆，皆属于肺。咳嗽有二：风寒外感者，痰饮者。

如因感冒得之者，必洒洒恶寒，鼻流清涕，或鼻塞，宜发散，**加减五拗汤**主之。

麻黄连根节 杏仁留皮尖 紫苏叶 苦梗 甘草各等分

上锉，水煎，姜引服。得微汗止。

如发散不退，渴欲饮水者，宜泻白散主之。

如不热不渴，**甘桔汤**主之。

桔梗 甘草各等分 紫苏叶减半 乌梅肉少许

上用水煎，去粗，入阿胶化服。

因于痰者，或母乳多涌出，儿小吞咽不及，呛出而成痰嗽者；或因儿啼声未息，气未平，强以乳哺，气逆而嗽者。此乳夹痰而嗽也，宜玉液丸主之。有痰甚气弱不可下，宜**润下丸**主之。

陈皮去白，淡盐水浸泡括锉，炒，二钱　枳壳炒　桔梗　大半夏姜汤泡七次　甘草　苏子炒　莱菔子炒　白茯苓各一钱

上为末，神曲糊丸，黍米大，白汤下。

《发挥》云：经曰：秋伤冷湿，冬发咳嗽，乃太阴湿土之病也。凡咳嗽有痰有气，痰出于脾，气出于肝，皆饮食之所化，脾总司之也。饮食入胃，脾为传化，水谷之精气为荣，悍气为卫，周流一身，昼夜不息，虚则不能运化精悍之气以成荣卫。其糟粕之清者为饮，浊者为痰，留于胸中，滞于咽嗌，其气相传，浮涩作痒，介介作声，而发为咳嗽也。故治痰咳，先化其痰，欲化其痰者，先理其气。陈皮、枳壳以理肺中之气，半夏，茯苓以理脾中之痰。此治咳之大略也。若夫虚则补之阿胶散；实则泻之葶苈丸、祖传玉液丸，无多丸子。

小阿胶散

阿胶粗炒，一钱半　苏叶一钱　乌梅少许

每服四字，水煎服。

监生胡笃庵滋，元溪翁之子也。辛丑方四岁，二月间患咳嗽，因与吾不合，请医张鹏，素所用者，以葶苈治之，随止随作，四月间咳甚。又请医甘大用，治以五拗汤，暂止复作，更迭用药，咳不得止。秋益甚，咳百十声，痰血并来，至九月加重。事急矣，不得已，欲请予治，乃筮之，得蹇之渐，其辞曰：大蹇朋来。遂请予往。予以活人为心，不记宿怨。视其外候，两颊微赤，山根青，准头红；视其内证，果咳声连百十，气促面赤，痰先出而血随之。痰血既来，其咳方定。问其所起之时，曰自二月有之。问其所服之药，曰某用葶苈丸，某用五拗汤。予细思之。此病起于春初，春多上升之气，木旺金衰，法当抑肝补脾，以资肺之化源，以葶苈泻肺，此一逆也；夏多火热，火旺金败，法当清心养肺，治以寒凉，反用五拗汤甘热之药，犯用热远热之戒，此再逆也。今秋气宜降矣，而上气急者，春升之令未退也；气宜敛矣，而痰血并出者，夏火之气未退也。必与清金降火，润肺凉血，非三、五十剂不效也。乃告之曰：令郎之痰肺有虚火，幸过秋深金旺可治。吾能愈之，假以一月成功。元溪曰：何太迟也？曰：病经八月者无效，公不曰迟，而以一月为迟，何哉？又思予虽用心，彼终不安，乃语元溪云：请置一簿，自初服药日起，某日服某药，某日加减某药。彼闻之喜，终有疑心。因制一方。

天门冬　麦门冬　知母　贝母　桔梗　生甘草　陈皮去白　枳壳　阿胶　片芩　苏叶水煎。一本无枳壳、苏叶，有瓜霜、花粉、前胡。

取茅根自然汁和饮之。

五剂后，咳减十分之七，口鼻之血止矣。元溪终不释疑，又请医万绍治之。或谓予曰，他不要尔，尔可去矣。予曰：彼只一子，非吾不能治也。吾去彼再不复请也，误了此儿，非吾杀之，亦吾过也。虽然，且看万绍用何方，用之有理，吾去之，如又误，必力阻之，阻之不得，去未迟也。乃语元溪云：令郎之病，吾今治之，将好一半矣，如何又请他人？彼云：有病众人医，恐一人之见有限也。予曰：然。绍立一方，以防风、百部、杏仁、桑白皮之类。予谓绍曰：王好古《汤液本草》，风升生例，防风居先。此儿肺升不降，肺散不收，防风、百部，岂可并用耶？绍云：防风、百部，治咳嗽之神药也。元溪从旁和之云：他是秘方。予曰：吾为此子忧，非相妒也。故抚其子之头曰：且少吃些，可怜疾之复作，奈何？嘱毕，不辞而退。元溪略不介意，是日服绍药，才一小杯，咳嗽复作，气复促，血复来如初。其子泣曰：吾吃万先生药好些，爷请这人来，要毒杀我。其妻且怒且骂。元溪始悔，亲至大用之家。予被酒困，坐待夜半方醒。元溪拜谢，祈请之心甚切。予叹曰：早听吾言，不有此悔。要我调治，必去嫌疑之心，专付托之任，以一月为期。至家，邓夫人取白金五两，权作利市，小儿好时，再补五两，不敢少，望先生用心。予笑曰：只要专信我用我，使我治好了，不在谢之多少也。至此，专心听信，依旧照日立方，血止后，去芩栀，加冬花、五味。咳止后，以参苓白术散调之。凡十七日而安如旧，谢归。因名其方曰：润肺降火茅根汤。今吾子等用之皆效。

黄州府省祭许成仁，有子病咳血，医用吾茅根汤治之，不效。吾见之，与其医云：病不同也。彼乃肺中有火，气逆而嗽，此则肺虚嗽血矣。乃立方与之，用阿胶珠、天门冬、麦门冬、桑白皮蜜炒、桔梗、甘草、苏叶、乌梅、柿霜，煎服。五日效。

麻城曾芸塘一子，喻长州之妹婿也。病咳，半夜甚。其子年九岁，乃胎禀之不足，肾虚嗽也。用人参固本丸加阿胶、桑白皮，蜜丸服，尽剂而安。

本县汪元津一子，病肾虚嗽，与上证同。请予治，用人参固本丸加白茯苓、知母、贝母、山药各等分，为末蜜丸，服之安。

凡小儿百日内嗽不止者，名百晬嗽，难治。宜甘桔汤加阿胶主之。

小儿素有哮喘，遇天雨则发者，苏陈九宝汤主之。如吐痰多者，六味地黄丸主之。

《发挥》云：肾者，水藏也受五脏六腑之津液而藏之。入心为汗，入肝为泪，入肺为涕，入脾为涎，入肾为精。凡咳嗽之多吐痰者，乃肾之精液不归元也，宜补肾地黄丸主之，加巴戟、杜仲盐水炒、肉苁蓉酒洗，去甲、小茴香炒、破故纸炒。研末，蜜丸，煎麦门冬汤下。

本县胡三溪长女，素有喘痰，发则多吐痰涎。用上补肾地黄丸，人初不知，有笑之者，后喘止痰止乃信之。

凡小儿久嗽不止，面目浮肿者，止肺气逆也，宜五皮汤加苏叶最妙。

一富室小儿泻泄后病喘急。予思此脾虚也，寒温之气上升也。用陈氏芎蝎散，一服而止。

一儿三岁病嗽血，医用茅根汤主治。予阻之，彼有后言，予笑曰：此吾家方也。不信，以夫子之道，反议夫子乎？因制一方，用阿胶珠炒、桑白皮蜜炒、杏仁炒、桔梗、甘草、紫苏叶。上各等分为末，蜜丸，芡实大。每一丸，陈皮汤下，五日而安。

喘　嗽

肺主喘嗽。喘有顺逆，嗽有新旧，须辨明之。

喘顺者，或因风寒而发，不然，则无是病也。此属外感，宜发散，五虎汤主之。

或有喘疾，遭寒冷而发，发则连绵不已，发过如常，有时复发，此为宿疾，不可除也。初发之时，且勿治之，待其少衰，宜苏陈九宝汤主之。慎勿用砒霜、轻粉诸毒药攻之，与其巧而无益，不若拙而行其所无事也。

逆者，大病与诸危笃病，但气喘急，痰涎有音，皆恶候也，不治。惟肿胀之病，常有喘者，宜苏子降气汤主之。

嗽之新者，因风寒中于皮毛。皮毛者，肺之舍也。肺受风寒之邪，则发为咳嗽。其证或鼻流清涕，或鼻塞者是也。宜发散，华盖散作丸服之，即三拗汤加减法也。

或因乳得之，凡儿啼哭未定，不可以乳强入口，乳气相搏而逆，必呛出也。胃气既逆，肺气不和，发为痰嗽，咳则吐乳也。宜顺气和胃，加减大安丸主之。

初伤乳者，未得顺气化痰，以致脾胃俱虚，乃成虚嗽。宜健脾补肺，消乳化痰，三奇汤主之。

久嗽者，初得病时，因于风者，未得发散，以渐而入于里，肺气益虚，遂成虚嗽。宜润肺兼发散，人参润肺散主之。

久咳不已，服上诸药不效者，宜神应散方主之，气弱者必用之剂也。如气实者不可服，宜家传葶苈丸主之。

久嗽不已，嗽而有血者，此肺损也，宜茅花汤主之。

久嗽不已，胸高起如龟壳，此名龟胸，难治，宜家传葶苈丸主之。咳止者吉，不止者发搐必死。

久嗽不已，日渐羸弱，又发搐者，此慢惊风，不治。如不发搐，但羸瘦者，此名疳瘦，宜人参款花膏合阿胶丸主之。

久嗽不已而浮肿者，宜五皮汤加紫苏叶主之。

久嗽咯唾脓血者，此肺痈也，宜桔梗汤主之。后嗽不止，发搐者死。

小儿初生，至百日内嗽者，谓之百晬内嗽。痰多者，宜玉液丸；肺虚者，阿胶散主之。此名胎嗽，最为难治。如喘嗽气促，连声不止，以致发搐，必死。

华盖散 治肺感风寒，痰壅咳嗽。

麻黄去节 杏仁去皮尖 苏子炒 橘红去白 桑白皮蜜炒 茯苓各等分 甘草减半。

上为末，蜜丸弹子大，每一丸，姜枣煎水服。

人参款花膏 治久咳肺虚。

款冬花 百合 五味子 桑白皮蜜炙 人参各等分

上为末，蜜丸芡实大。每一丸，紫苏叶煎汤下。

加减三奇汤 治伤乳嗽，痰涌吐乳。

桔梗 陈皮去白 白茯苓 青皮 苏子炒 人参 桑白皮炒，各五钱 半夏面炒，七钱 枳实炒 甘草炙，各三钱 杏仁十枚

上为末，姜汁煮神曲糊丸，黍米大，滚白水下。

九宝汤

九宝陈麻薄一钱，桂枝苏杏腹皮兼。桑甘二字乌梅一，三片生姜用水煎。

一本有桔梗，入童便。

五虎汤 治肺喘。

麻黄七分 杏仁一钱 甘草四分 细茶八分 石膏一钱五分

上作一服，水煎。一方去茶、石膏，加紫苏叶、桑皮等分，名家传五拗汤。

家传葶苈丸

葶苈丸去防己，牵牛，加苏子炒，陈皮去白，各等分，枣肉丸是也。

加减大安丸 治伤乳喘嗽，此保和丸加减法也。

陈皮去白　半夏　白茯苓　白术　枳实炒　桔梗各等分　苏子炒　甘草炙　莱菔子炒，各减半

上为末，姜汁煮神曲糊丸，麻子大，淡姜汤下。

桔梗汤　治肺痈。

桔梗　生贝母　当归　栝蒌仁　枳壳炒　薏苡仁炒　桑白皮　防己各二分　黄芪一分半　甘草节生用　杏仁去皮尖　百合各一分

上锉，生姜水煎。

神应散　治一切虚嗽。

粟壳去筋蒂，蜜炒　杏仁去皮尖，炒　白胶香　人参　阿胶　麻黄去根节　乌梅去核，各二两　桑白皮炒　款冬花各一两　甘草炙，一两

上为末，量人加减，姜枣煎服。

一女子四岁，嗽久不止，胸高起状如龟壳，嗽则其骨扇动，母之父知医，治之不效。问予何如？予曰：此肺热而胀成龟胸也。尝闻诸父教云：龟胸龟背，书皆有之，无治法也。后嗽不止，发搐而死。

肾脏主病

肾主虚无实，地黄丸主之。

唯疮疹肾实则黑陷，此非钱氏之语，乃记者之误焉而不详者也，以启后人之疑。有泻肾之方，如百祥丸之

类，有补脾泻肾之论，令儿夭札，尽信书则不如无书也。盖人之一身，肺主皮毛，心主血脉，脾主肌肉，肝主筋，肾主骨髓。五脏之有肾，犹四时之有冬也。疮疹之毒，乃自骨髓出，现于筋肉血脉皮肤之外，如品物之翕聚于冬者，发散而为春之生，夏之长，秋之藏也。变黑归肾则不能发散于外而反陷于内，此肾中真气之虚，邪气之实，所以立百祥丸、牛李膏，以泻肾中之邪气，非泻肾之真气也。况肾中之水，润泽光壮，由津液之充满也。疮疹黑陷者，正肾主虚，水不胜火，津液干枯，故变为黑，倒陷入里。所谓泻之者，泻火救水之良法。详见《痘疹心要》。

肾脏兼证

诸虚不足，胎禀怯弱者，皆肾之本脏病也。五脏病后成肾虚者，各用地黄丸，加减随证。惟疮疹归肾，有泻有补。变黑倒陷者，宜百祥丸、牛李膏泻之，泄泻灰白痒塌者，宜陈氏异功散补之。详见《痘疹心要》。

兼见肝证，惊风及手足痈者，宜地黄丸加牛膝、当归、续断各二两，肉桂一两。上为末，蜜和丸服。

兼见心证，惊风及失音不语者，宜地黄丸加石菖蒲、柏子仁、远志各二两。上为末，蜜为丸服。

兼见脾证，吐泻及变痢疾者，宜地黄丸加黄连酒炒、黄柏酒炒，各二两、干姜炒、车前子、肉豆蔻面煨，各一两。上为末，蜜和丸服。

兼见肺证，咳嗽痰中有血，宜地黄丸加天门冬、麦门冬焙、知母、黄柏蜜水炒、阿胶炒，各二两。上为末，蜜为丸，服。

陈氏异功散

木香　人参　当归　陈皮　肉豆蔻煨　丁香　厚朴各一钱半　肉桂　茯苓　白术各二钱　半夏　附子炮，各一钱

上锉，姜二片，枣二枚，煎服。

肾所生病

钱氏曰：肾主虚，即胎禀不足之病也。

按经云：肾主骨，骨会大杼。大杼以上喉骨也。项者，头之茎，茎弱则头倾矣。大杼以下脊骨也，脊者身之柱，脊弱则身曲矣。脊之下尻骨也，尻骨不成，则儿坐迟矣。尻骨之下，则胯骨也，胯骨弱则不能立矣。胯之下膝骨也，膝骨弱则不能行矣。齿者骨之余，骨气不足，则齿生迟矣。发者血之余，肾之主血，血不足则发不生矣。皆胎禀不足之病也，谓之五软，此儿难养，并宜六味地黄丸加当归、杜仲、牛膝、川续断主之。

肾肝在下，母子也。肾主骨，肝主筋，骨属于筋，

筋束乎骨，二者相为依附也。肝虚筋弱者，亦宜地黄丸主之，乃虚则补其母也。

肾主骨髓，脊者髓之路，脑者髓之海也。肝之脉与肾脉内行于脊骨之中，上会于脑，故头破解颅脊疳之病，乃肝肾之风热，子传于母之病也。

解颅者有二，或生下之后，头缝四破，头皮光急，日渐长大，眼楞紧小，此髓热也。

又有生下五六个月后，囟门已合而复开者，此等小儿，大数难养。肾肝风热之病，宜加味泻青丸主之，所谓实则泻其子也。芦荟泻青丸加黄柏、黄芩、黄连各等分。研末，蜜丸服。

服疳者，小儿生后，生疮成饼，状如覆盘，此风热也。宜加味泻青丸主之，加蔓荆子、白蒺藜炒。

脊疳者，小儿疳瘦，脊如锯齿，肋骨高起，拍之有声，宜集圣丸加龙胆草、栀子仁、黄柏，同为丸服。

齿根黑烂，臭息出血者，名走马疳。橡斗散主之。

橡斗散

栎橡子壳，不拘多少，入盐填满，二斗相合，放火中烧过，研末搽牙。

予有一孙无父，周岁生走马牙疳。予用尿桶底白垽刮下，新瓦上火焙干五分，五倍子内虫灰三分，鼠妇焙干三分，枯白矾一钱。共为末。先用腊茶叶浸，米泔水洗净，以药敷之神效。名曰不二散。

儿有大病，暴喑失声者，此肾怯也。宜地黄丸加石菖蒲主之。

痘后小儿，有平时大便常难者，后重者，此肾虚血不足病也。《难经》云：利如下重是也。不可听信庸医，妄用下剂，宜地黄丸加当归二两，火麻仁二两主之。

五脏虚实补泻之法

按五脏虚实补泻之法，引经解之。经云：邪气盛则实，真气夺则虚。所谓实则泻之者，泻其邪气也；虚则补之者，补其真气也。如真气实则为无病儿矣，岂有泻之者乎。云肝常有余，脾常不足者，此却是本脏之气也。盖肝乃少阳之气，儿之初生，如木方萌，乃少阳生长之气，以渐而壮，故有余也。肠胃脆薄，谷气未充，此脾所以不足也。

小儿五色修明，声音清响，此心肺之气足也。乳食能进，大小便调，此肠胃之气足也。手足和暖，筋骨刚健，此皆肾肝之气足也。是谓无病易养，不宜妄投药饵，诛罚无过也。

如面色㿠白，声音微小，此心肺不足也。乳食减少，吐痢频并，此肠胃不足也。颅解项软，手足痿弱，此肝肾不足也。是儿多病难养。此以形体之虚实，辨五脏之强弱也。有病者，各宜随五脏之虚实，按方治之。

小儿热症有七：面囟红，大便秘，小便黄，渴不止，上气急，脉弦急，足胫热。以上不宜服热药。

小儿冷症有七：面㿠白，粪青色，腹虚胀，眼珠青，呕奶乳，脉微沉，中胫冷，以上不宜服寒药。

此热证者，邪气实也，宜用寒凉泻之，如服热药，谓之实实。

此寒症者，真气虚也，宜用温热补之，如服寒药，谓之虚虚。

《经》云：毋实实，毋虚虚，毋夭人长命。此之谓也。

因五邪之气所生病

经云：春伤于风，夏生飧泄。飧泄者，谓谷食不化也。

《发挥》云：《难经》有五泻之辨。《脉诀》云：湿多成五泻。又有胃风汤证，虽大小不同，间亦有之，不可不知也。

如伤风吐泻者，风属木，脾胃属土，土虚故木乘之。水谷不化，谓之完谷也，此从胃中来，故不化。若自小肠来，则半腐化，出来成糟粕矣。自大肠来，水谷已别，谷多水少矣。故伤风飧泄，有恶风表证者，宜发散之，桂枝汤加羌活、防风、黄芩，或泻青丸去大黄，加炙甘草，或加减败毒散。无表证者神术散。风疟柴苓汤。

加减败毒散

古方去独活、枳壳，加当归，各等分，姜枣引。

神术散 治春伤于风，夏生飧泄。

苍术一钱半 藁本 川芎各六分 羌活四分 甘草炙，六分 细辛二分

上为末，分二服，姜水煎。

如下鲜血者，此风热也。胃风汤主之。

伤风咳嗽，此风入肺也。宜发散，人参荆芥散主之。见惊风条内。

夏月伤暑作吐泻者，宜**加味五苓散**主之。

猪苓 泽泻 白术 白茯苓 桂枝 藿香叶 砂仁各等分

上为末，白汤化下。

夏月泄泻，小儿极多，治有三法。清暑者一也，利小便二也，温中三也。以凉药止之，治坏病也。

《发挥》云：初泻有发热口渴者，此宜以清暑气为先，不可便用理中汤丸。内有热，恐干姜犯时禁，**加减香薷饮**主之。

香薷 黄连 炙甘草各等分。

上煎汤热服。或理中汤丸冷服之，或六一散，生姜

汤调服。

如初水泻无热渴者，不可服玉露散太多，恐犯胃气也。宜理中汤藿香煎成汤，澄冷服，或理中丸用冷水化开服之。

玉露散

寒水石煅　滑石各三两　甘草末一两

共研匀，冷水调服。

如上法不止者，宜利小便。有热有渴者，六一散同服；无热无渴者，入理中丸化开服之。此吾家传治夏月泻泄之良方也。从吾法者，有发有降；违吾教者，得少失多。详见前。

予甘妾初生男未周岁，六月病泻。妾兄甘大用，吾所传者，治之不效，反加大热大渴。予归问，曰所服者理中丸。吾盖料其不知用热远热之戒，犯时禁也。乃制玉露散以解时令之热，冷水调服，一剂而安。玉露散自此收入小儿方也。

又本县一屠家徐姓者，有儿十二岁，六月病泻。请大用，用因前失，以玉露服之，不知中病即止，恐犯胃气之戒，又失之。此儿初服药后，泻渴俱止，再服之泻亦甚，又服之，大热大渴，面赤如火，张口喘呼。用见事急，自邀我同看。予问：所服者何药也？云：前所制玉露散也。又问：服几次？其父母应云：初服一次效，后连服三日，越服越不好，望相公救之。予教用理中汤，加熟附子一片服之。又教云：服药后若安静即止药，若烦躁再与一剂。用受教往治，果加烦躁，连进二服而安。用获厚谢，特至吾家拜曰：以报日前之教。因问予：二子病证相同，治法各别，何也？予曰：夏至后泻者，七分热三分寒。治此泻者，当七分寒药，三分热药。前证因汝多服理中汤，犯用热远热之戒，故用玉露散以解火令之热；后证因汝过服玉露散。伤其中气，故用理中汤加附子以救里也。用曰：何以安静者不治，烦躁者反可治也？曰：夏至后，姤卦用事，伏阴在内。六月建未，其位在坤，坤为腹而属土，土爱暖而恶寒。玉露性寒，伤其脾土，阴甚于内，阳脱于外，故用理中附子之辛热，所以收敛欲脱之阳，胜其方长之阴。服药安静者，脾气败绝，投药不知，故不可治；如烦躁者，寒热相搏，脾有生意，故再投药，使胜其寒也。用曰：如此神妙，予初何以知之，下次治此热泻，当如之何？予曰：看其病证何如。泻多热渴少者，急以温中为主，先进理中汤，后以玉露散微解之，不渴者不必用也。先大热大渴泻少者，此里热甚也，急解其暑毒，以玉露散解之，热渴略止后，用理中汤补其中气，泄止不可再服也。如渴不止，只用白术散治之，理中、玉露，皆不可服。切记吾言，再勿误也。白术散治泻渴不止要药也，如服白术散，渴泄不止者，此水壅以犯肾，肾得水而反燥，故转渴泄，宜白术散去干葛加炒干姜等分服之，辛以润燥，致津液。用自此后，医术渐通，家道颇昌。

暑疟者，柴胡白虎汤，即小柴胡合白虎汤。

暑咳者，甘桔汤合黄连阿胶丸。

经云：夏伤于暑，秋发痎疟。予谓疟之为病，不惟中暑有之，凡风寒暑湿，饮食劳倦，皆能为病也。大抵民病疟痢者多。盖四时之气，太阴湿土之令，手太阴肺经受风寒暑湿之气，病疟多；足太阴脾经受饮食水谷之邪，则病痢多。二经俱受邪，则疟又病痢也。病疟者，平疟养脾丸主之；病痢者，和中丸主之。此家传不易之秘法也，宝之重之，勿轻示人也。《难》云：形寒饮冷则伤肺。肺主皮毛，秋冬病宜攻者多。因伤寒得之，鼻塞声重，宜发散，**麻黄汤**主之。

麻黄连根，水泡，去沫　杏仁去皮尖炒　生甘草各等分。

上用水煎服。热甚者加生石膏末、腊茶叶，名五虎汤，神效。

湿伤肾，利而下重。秋月病痢者，皆肾病也。宜地黄丸去丹皮，加黄柏酒炒、破故纸炒、小茴香炒，各二两、干姜炒黑，五钱。研末，丸服之。

《经》云：冬伤于寒，春必病温。温者，温热之病也。况冬月暄热令行，则阳气暴泄，不能闭藏，为寒所折，至春则发为热病也。小儿得之，则发疮疹病者，亦温热之类也。如有此气，宜预服代天宣化解毒丸，甚有良验。

〔附〕汤方

一、**天保采薇汤**

羌活　前胡　半夏　陈皮　柴胡　赤芍　白茯苓　川芎　枳壳　厚朴　桔梗　苍术　升麻　葛根　藿香　独活　甘草

二、**犀角解毒汤**　治胎热丹毒。

犀角　赤芍　生地黄　白芷　甘草　连翘　荆芥　防风　牡丹皮　木通

三、**导赤散**　治夜啼。

木通　生地　甘草　竹叶　黄芩

四、**大连翘饮**　治胎热等症。

连翘　赤芍　归尾　木通　甘草　防风　荆芥

五、**理中汤**　治胎寒等症。

干姜　白术　甘草　人参

若加附子名附子理中汤。

六、**钩藤膏**　治内钓吐痛。

乳香　没药　木香　僵蚕

共为丸，钩藤汤下。

七、**地黄茵陈汤**　治黄疸。

生地　归尾　猪苓　天花粉　赤芍　赤苓　茵陈　泽泻　甘草

八、**芍药汤**　治夜啼泄泻。

白芍　泽泻　甘草　大茴　薄荷　木香　茱萸　生姜

九、**六君子汤**　治脾胃虚寒等症。

陈皮　半夏　人参　白术　甘草　白茯　生姜、大枣引。

十、**固真汤**　治慢惊四肢冷，不省人事。

附子　甘草　人参　山药　黄芪　肉桂　白术　白茯

姜枣引。

十一、**保元汤**　治汗多变慢惊。

黄芪　人参　甘草

生姜三片，大枣一枚，水煎服。

十二、**姜半散**　治吐不止，将成慢惊。

半夏　生姜　肉桂

十三、**调脾汤**　治脾疳。

陈皮　白术　丁香　人参　诃子　青皮　甘草

十四、**六味地黄丸** 治骨痱。

牡丹皮 熟地黄 白茯苓 山萸肉酒蒸去核 白泽泻 怀山药

上为细末，炼蜜丸，如桐子大，空心滚水送下。

十五、**芦荟丸** 治丁奚哺露。

芦荟 人参 白术 白茯 山药 木香 陈皮 青皮 麦芽 神曲 当归各三钱 槟榔两个 麝香少许

共为细末，猪胆打面糊为丸，如麻子大，清水汤送下。

十六、**小异功散** 治先泻后吐，脾胃虚冷。

人参 白术 橘皮 白茯

姜枣为引，煎服。

十七、**黄连芍药汤** 治先吐后泻。

黄连 芍药 猪苓 泽泻 白茯 白术 甘草

十八、**五苓散** 治吐泻。

猪苓 白术 白茯 泽泻 肉桂

十九、**消导二陈汤** 导痰消食健脾。

陈皮 半夏 白茯 白术 苍术 神曲 香附 砂仁 甘草

二十、**六和汤** 治暑泻。

陈皮 半夏 白茯 甘草 黄连 厚朴 藿香 香薷 扁豆 木瓜

二十一、**胃苓汤**　治长夏暑。

泽泻　陈皮　白茯　猪苓　厚朴　白术　苍术　甘草

二十二、**助胃膏**　治胃气虚寒呕吐。

人参　白术　白茯　甘草　山药　木香　丁香　藿香　砂仁

二十三、**诃附丸**　治飧泄。

诃子肉　灶心土　黑附子

共为末，米糊丸，如粟米大，用米汤下。

二十四、**十六味肥儿丸**　治脾胃虚弱。

人参　白术　白茯　山药　薏仁米　芡实　莲肉　甘草　陈皮　山楂　麦芽　砂仁　黄连　泽泻　芍药　连翘

上为末，蜜丸如弹子大，米汤下。

二十五、**承气汤**　治里急后重腹痛痢疾。

朴硝　大黄　枳实　厚朴

二十六、**木香槟榔丸**　治食积。

黑丑　槟榔　木香　神曲　大黄

上为末，生姜汁糊丸，如粟大，米汤下。

二十七、**补中益气汤**

黄芪　人参　甘草　陈皮　白术　升麻　柴胡　当归

二十八、**四顺清凉饮** 治中焦热。

白芍 当归 生地 甘草 柴胡

二十九、**人参败毒散** 治积毒呕恶。

柴胡 前胡 川芎 羌活 独活 白茯 枳壳 桔梗 甘草 人参

生姜引。

三十、**四君子汤** 治脾胃不调等证。

人参 白术 白茯 甘草

姜枣引。

三十一、**姜茶饮** 治赤白痢。

陈茶 生姜 黄蜡 盐 车前叶

三十二、**四兽饮** 治虚疟。

白术 人参 白茯 草果 半夏 甘草 陈皮 乌梅

姜枣引。

三十三、**人参养胃汤** 治疟寒多热少。

陈皮 半夏 茯苓 人参 苍术 厚朴 草果 藿香

姜引。

三十四、**清疟饮**

柴胡 枳壳 青皮 半夏 白术 黄芩 厚朴 猪苓 白茯苓 泽泻 陈皮 甘草 贝母 知母

前胡

三十五、**随用截方**

加常山　草果　槟榔

姜引。系加在前方煎服。

三十六、**参苏饮**

人参　苏梗　桔梗　前胡　半夏　干葛　陈皮　枳壳　杏仁　木香　甘草　茯苓

姜引。

三十七、**五子五皮饮**　治肿胀。

苏子　山楂子　莱菔子　葶苈子　香附子　桑皮　橘皮　大腹皮　茯苓皮　生姜皮

三十八、**泻黄散**　治湿热肿胀。

赤茯　黄连　黄柏　黄芩　山栀　泽泻　茵陈

三十九、**泻白散**　治肺热。

甘草　桔梗　陈皮　桑皮　地骨皮

四十、**四物汤**　调益荣卫。

川芎　当归　熟地　白芍

四十一、**麦门冬饮**　治吐血久不止。

麦冬　黄芪　当归　人参　生地　五味子

四十二、**清胃汤**　治粪后见血。

山栀子　生地　牡丹皮　黄连　当归

四十三、**茵陈汤**　治黄疸。

茵陈　栀子　黄柏

四十四、**祛风散**　治天柱骨倒。

防风　甘草　羌活　细辛　黄芩　白芷　薄荷　当归　川芎

四十五、**滋阴降火汤**　治阴虚痰结。

当归　地黄　白芍　黄连　白茯苓　知母　天花粉　莲子　黑玄参　甘草　麦冬

灯心引。

四十六、**五淋散**　治血淋。

赤苓　赤芍　山栀仁　条黄芩　当归　甘草

灯心一团引。

四十七、**清脾饮**　治热疟或热多寒少。

青皮　半夏　黄芩　甘草　白术　白茯苓　柴胡　陈皮　草果　厚朴

姜枣引。

四十八、**人参安神汤**　治心血不足，惊悸不眠。

麦冬　人参　当归　黄连　枣仁　生地　茯神

四十九、**安神汤**　治心血不足，惊悸。

人参　半夏　枣仁　茯神　当归　橘红　赤芍　五味子　甘草

姜引。

五十、**宁心丸**

麦冬去心，五钱　寒水石一两　白茯苓　甘草　牙硝　山药各五钱　朱砂一两　龙脑一字

上为细末，炼蜜为丸，如芡实大，每服半丸，砂糖水磨下。如慢症用人参、白术煎浓汁化下。

五十一、**肝疳丸**

五灵脂　夜明砂　龙胆草　天麻　干蟾头　全蝎二个　蝉退　川芎　芦荟　黄连　青黛　防风

上为细末，猪胆汁浸为丸，麻子大，每服十丸，薄荷汤下。

五十二、**化䘌丸**　治肝疳。

芜荑　青黛　芦荟　川芎　白芷　胡连　川连　虾蟆灰各等分

为末，猪胆汁浸糊为丸，麻子大，每服二个，临卧，杏仁汤送下。

五十三、**褐丸子**　治疳胀。

萝卜子一两　青皮　陈皮　槟榔　赤茯苓　黑牵牛　莪术　五灵脂各五钱　木香减半

上为末，面糊如绿豆大，每五十丸桑皮、紫苏煎汤，或萝卜汤下。

五十四、**加味二陈汤**　治夹暑夹寒吐泻。

陈皮　半夏　白茯苓　甘草　厚朴　香薷　黄连　山楂　麦芽　神曲　木通　泽泻

五十五、**香薷饮** 治暑热。

香薷 厚朴 扁豆 黄连

五十六、**清心莲子饮** 治溺血。

麦冬 地骨皮 黄芩 甘草 白茯苓 黄芪 柴胡 人参 石莲肉

五十七、**泻青汤** 治囟填。

羌活 川芎 栀仁 龙胆草 当归 防风各等分 大黄减半

竹叶引。

五十八、**清金饮** 治伤风嗽吐。

前胡 杏仁 桔梗 桑皮 半夏 甘草 旋覆花 薄荷 陈皮

水煎服。

五十九、**小续命汤** 治刚柔痉病。

麻黄 人参 黄芩 川芎 芍药 甘草 杏仁 防风 防己 肉桂 附子

水煎。

六十、**芎苏饮**

川芎 苏叶 陈皮 半夏 前胡 桔梗 枳壳 干葛 白茯苓 甘草

六十一、**泻肝汤**

车前 木通 生地 归尾 山栀 黄芩 龙胆草

甘草各等分

六十二、**松蕊丹** 治龟背。

松花 枳壳 防风 独活各一两 麻黄 前胡 大黄 桂心各五钱

为末，蜜丸，黍米大，每服三十丸，粥饮下。

六十三、**宽气化痰丸** 治龟胸。

大黄三分 杏仁 百合 木通 桑皮 甜葶苈 天门冬 石膏各五钱

为末，炼蜜为丸，绿豆大，食后临卧，白热水化下。

六十四、**柴胡栀子饮**

柴胡 山栀 白茯苓 川芎 白芍 当归 丹皮 牛蒡 甘草等分

水煎。子母并服

六十五、**固肠饮** 治久痢不止。

木香 黄连 当归 白芍 人参 白术 白茯苓 甘草 诃子肉

水煎。

六十六、**屈膝散** 治鹤膝。

防风 薏苡仁 牛膝 苦参女便浸晒 何首乌男便浸晒，各一两 僵蚕 天花粉 荆芥穗各五钱 肥皂核肉一两 鹿茸五钱共为粗末，每用三钱，同合冷饭团四两，牯猪油六钱，粘米、绿豆各一撮，水四碗，煎至二碗，分作二次，温服。

六十七、**猪乳膏**　治胎风胎惊。

牛黄　朱砂各少许

取猪乳调，抹儿口中。

六十八、**清暑益气汤**　治伤暑烦热。

黄芪　升麻　人参　白术　陈皮　神曲　泽泻　黄柏　当归　青皮　干葛　五味　甘草

水煎服。

六十九、**八珍汤**

人参　白术　茯苓　甘草　川芎　当归　熟地　白芍

姜枣引。

七十、**藿香正气散**　治伤脾胃外感寒邪。

藿香　紫苏　大腹皮　陈皮　桔梗　甘草　茯苓　半夏　神曲　厚朴　白芷

姜枣引。

七十一、**疏风顺气汤**　治风寒发喘。

紫苏　干葛　桑皮　前胡　麻黄　杏仁　甘草

水煎服。

七十二、**清肺汤**

白术　茯苓　陈皮　薄荷　南星　桑皮　细辛　甘草　桔梗

七十三、**备急方**　治夜啼内吊。

煎葱汤淋洗其腹，又用艾绒烘热，包熨其腹。十数次其痛渐止。

七十四、**莲花饮**

甘草　知母　莲花须　川莲仁　瓜蒌根　五味　人参　干葛　白茯苓　生地　竹叶

七十五、**参竹汤**

麦冬　人参　竹叶　甘草　半夏　小麦　粳米　陈皮　生姜

方剂索引

五画

六画

七画

八画

九画

十画

十一画

十二画

十三画

十四画以上